Ernährungsforschung

Wissenschaft und Praxis

Herausgegeben vom
Zentralinstitut für Ernährung
der Akademie der Wissenschaften
der DDR

in Zusammenarbeit mit
der Gesellschaft
für Ernährung in der DDR

der Arbeitsgruppe Ernährung
beim Nationalen Komitee für
Gesundheitserziehung der DDR

und dem Warenzeichenverband
Diätetische Erzeugnisse der DDR e.V.

Akademie-Verlag · Berlin

Heft 1 · 1974 · Band 19

Herausgeber:
Zentralinstitut für Ernährung der Akademie der Wissenschaften der DDR
(Direktor: Prof. Dr. habil. H. Haenel)

in Zusammenarbeit mit
der Gesellschaft für Ernährung in der DDR (Vorsitzender: Dr. habil. H. Schmandke),
der Arbeitsgruppe Ernährung beim Nationalen Komitee für Gesundheitserziehung der DDR
(Leiter: Prof. Dr. habil. H. A. Ketz) und
dem Warenzeichenverband Diätetische Erzeugnisse der DDR e. V. (Generaldirektor: F. Schmidt).

Redaktion: Dr. F. Baum (verantwortlicher Redakteur), Dr. J. Proll,
Zentralinstitut für Ernährung, DDR 1505 Bergholz-Rehbrücke, Arthur-Scheunert-Allee 114–116

Erschienen im Akademie-Verlag, 108 Berlin, Leipziger Str. 3–4

Lizenznummer: 202 · 100/546/74
Gesamtherstellung: VEB Druckerei „Thomas Müntzer", 582 Bad Langensalza
Bestellnummer: 761 978 3 · (2074/19/1) · LSV 2045
Printed in GDR
EVP 5,–

Ernährungsforschung

Wissenschaft und Praxis

Schrift über gesunde Ernährung, ihre Grundlagen und Anwendung

Heft 1 · 1974 · Band 19

Inhalt

Vorwort

Die vom VIII. Parteitag der SED gestellte Hauptaufgabe hat auch für den Bereich der gesunden Ernährung und der Ernährungsaufklärung in der DDR neue Maßstäbe gesetzt. Die Ergebnisse der IV. Nationalen Konferenz für Gesundheitserziehung sowie der Ministerratsbeschluß vom 1. 3. 1972 haben für die Lösung weiterer Teilaufgaben bei der Erziehung unserer Bevölkerung zu Menschen mit einer gesunden Ernährungsweise eine grundsätzliche Bedeutung. Auf diesem Gebiet sollten besonders die Mitarbeiter aus den Bereichen des Gesundheitswesens, der Volksbildung, der Lebensmittelindustrie, der gesellschaftlichen Speisenwirtschaft und des Handels aktiv auf eine vollwertige und gesunde Ernährung unserer Bürger Einfluß nehmen.
In diesem Rahmen begrüße ich die neue Zielstellung der

Ernährungsforschung — Wissenschaft und Praxis —

unter der Federführung des Zentralinstituts für Ernährung der Akademie der Wissenschaften der DDR. In Zusammenarbeit mit weiteren staatlichen und gesellschaftlichen Institutionen möge die „Ernährungsforschung“ zur Vermittlung und Verbreitung von neuen Erkenntnissen auf dem vielseitigen und für die Gesundheit unserer Bürger wichtigen Gebiet der Ernährung einen dauerhaften Beitrag leisten.

Prof. Dr. sc. med. Mecklinger
Minister für Gesundheitswesen der
Deutschen Demokratischen Republik

Zielstellung der neuprofilierten „Ernährungsforschung"

H. Haenel

Mit diesem ersten Heft des Jahres 1974 erscheint die bisher vom Zentralinstitut für Ernährung der Akademie der Wissenschaften der DDR herausgegebene „Ernährungsforschung" in neuer Aufmachung, mit neuem Inhalt, mit neuer Zielstellung und mit neuen Herausgebern.

Bisher brachte die „Ernährungsforschung" Berichte und Mitteilungen aus dem Zentralinstitut für Ernährung, experimentelle Arbeiten, Ergebnisse der Forschungsbeobachtung, Dokumentationen der Vorträge und Veröffentlichungen der Mitarbeiter sowie Materialien vom Zentralinstitut für Ernährung veranstalteter wissenschaftlicher Symposien und Kolloquien. Diese Beiträge sollten der Zielstellung der „Ernährungsforschung" dienen, die dem ersten Heft des 1. Jahrganges 1956 von A. Scheunert „Zum Geleit" vorangestellt worden war: . . . „In unserer Zeit besteht eine weitgehende Verpflichtung, die, erwachsen aus der Verantwortlichkeit gegenüber der werktätigen Bevölkerung, darin besteht, daß die Allgemeinheit ein Abbild des wissenschaftlichen Lebens, der behandelten Probleme, kurz und gut dessen erhält, was das Institut zur Lösung theoretischer und praktischer Fragen und Probleme und damit zur Förderung des allgemeinen Wohles geleistet hat . . .; es sollen die Zielsetzung der wissenschaftlichen Forschungen und Ergebnisse in wissenschaftlicher Form dargelegt und diskutiert werden. Die Mitarbeiter erhoffen hierdurch eine Breitenwirkung, die nicht nur der Bekanntmachung der Forschungsergebnisse dient, sondern vor allem auch dem Wissen von der Bedeutung richtiger Ernährung der Bevölkerung für Gegenwart und Zukunft den Weg bereitet." Soweit A. Scheunert.

Diese grundsätzliche Zielsetzung konzentriert sich heute auf die These „Wir erhoffen hierdurch eine Breitenwirkung, die dem Wissen von der Bedeutung richtiger Ernährung der Bevölkerung den Weg bereitet".
Mit dem Ministerratsbeschluß vom 1. 3. 1972 *über die weitere Durchsetzung einer gesunden Ernährung* ist erstmals in der DDR, und soweit wir es übersehen können, auch im internationalen Vergleich, in beispielhafter und vorbildlicher Weise ein Zusammenwirken der politischen, wirtschaftlichen, gesellschaftlichen und wissenschaftlichen Kräfte gesichert worden, das die Ernährung mehr denn je in den Dienst der Gesundheit unserer Bevölkerung stellt. Dieser Ministerratsbeschluß strebt eine Verbesserung unserer Ernährungssituation an, die derzeitig vor allem gekennzeichnet ist durch Überernährung, durch ein Zuviel an Kalorien, tierischen Fetten, Zucker und Alkohol. Die Wege dazu sind unterschiedlich: Sie betreffen die zielgerichtete Veränderung und Erweiterung des Lebensmittelsortiments derart, daß eine gesunde Ernährungsweise leichter möglich wird, eine Verbesserung der gesellschaftlichen Speisenwirtschaft, Veränderungen der ökonomischen Bewertung von Lebensmitteln und Lebensmittelbestandteilen, vor allem aber auch die Vertiefung des Wissens um die vernünftige Ernährung.
Die „Ernährungsforschung" erscheint zukünftig mit dem Untertitel „Wissenschaft und Praxis". Darin wird die Absicht erkennbar, ein Bindeglied zwischen theoretischer Erkenntnis und praktischer Anwendung zu entwickeln. Die Zeitschrift wird umfassend sowohl über die Grundlagen als auch über die Praktizierung einer vernünftigen Ernährung informieren. Sie soll ein Ratgeber sein für alle, die erzieherisch im Sinne einer gesunden Lebensführung tätig sind, sie soll Wissenschaftler und Praktiker gleichermaßen ansprechen, wir denken vor allem an Ärzte, Lehrer, Leiter und verantwortliche Mitarbeiter von Einrichtungen der gesellschaftlichen Speisenwirtschaft und des Erholungswesens des FDGB, von Betrieben der Nahrungsgüterwirtschaft und Lebensmittelindustrie, von Einrichtungen des Handels sowie des Gesundheitswesens. Wir werden uns um Beiträge bemühen, die wissenschaftlich begründet, dabei aber so verständlich abgefaßt sind, daß sie auch für denjenigen von Nutzen sind, der kein Spezialist auf ernährungswissenschaftlichem Gebiet ist.
In unserer Zeit der ständig wachsenden und komplizierter werdenden Aufgaben, der zunehmenden Integration und Verflechtung der Wissenschaft, der im-

mer enger werdenden unmittelbaren Beziehung zwischen Wissenschaft und Praxis und den damit zusammenhängenden Überführungsproblemen hielten wir es für notwendig, die neue „Ernährungsforschung" von mehreren Schultern zuständiger Organisationen tragen zu lassen. Deshalb wird sie nunmehr vom Zentralinstitut für Ernährung gemeinsam mit dem Warenzeichenverband Diätetische Erzeugnisse der DDR e. V., mit der Gesellschaft für Ernährung in der DDR und der Arbeitsgruppe Ernährung beim Nationalen Komitee für Gesundheitserziehung der DDR herausgegeben.

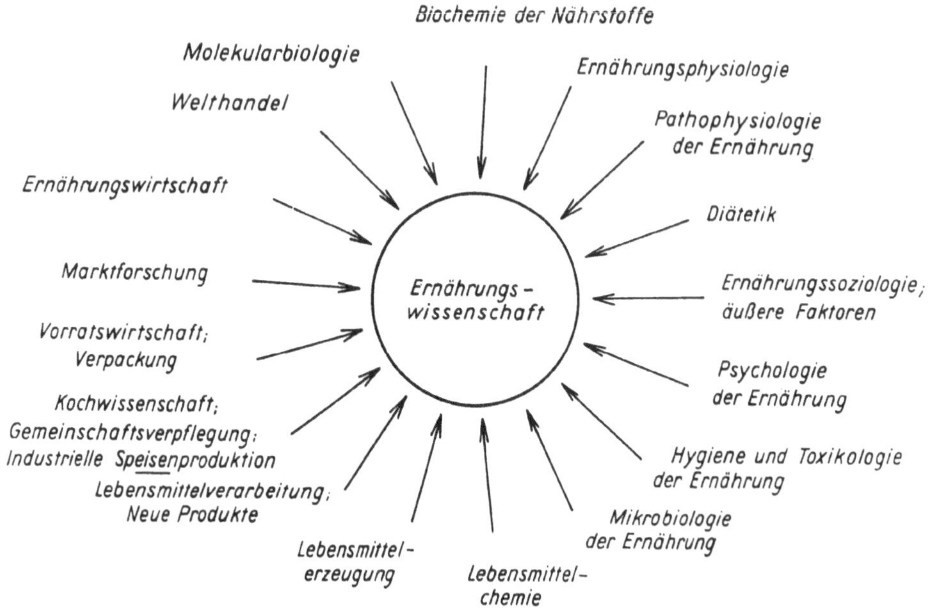

Es ist unser Wunsch, die Erkenntnisse der Wissenschaft zu popularisieren und sie damit als Empfehlung zum Handeln, zur vernünftigen Ernährung wirksam werden zu lassen, aus der Praxis, aus dem Alltag der Ernährung an die Ernährungswissenschaft gestellte Fragen zu beantworten sowie die auf die Verbesserung der Ernährung unserer Bevölkerung zielenden Beschlüsse von Partei und Regierung der DDR durchsetzen zu helfen.

Wir bitten unsere Leser dazu um ihre Mitarbeit.

Prof. Dr. habil. H. Haenel
Zentralinstitut für Ernährung
Potsdam-Rehbrücke
der AdW der DDR

Fortschrittsberichte und Übersichten

Ernährung und sozialistische Gesellschaft

H. Haenel

In unserer sozialistischen Gesellschaft, in der die Produktion zum Wohl der Menschen gelenkt und entwickelt wird und in der der einzelne nicht von kapitalistischen Interessengruppen beherrscht und manipuliert wird, ergeben sich auch für die Gestaltung der Ernährung grundsätzlich neue Orientierungen und Möglichkeiten. Die Befriedigung der Bedürfnisse auf dem Gebiet der Ernährung ist bei uns nicht Gegenstand und Anreiz zur Realisierung von Profit; vielmehr sehen wir im Bedarf der Bevölkerung den Ausgangspunkt volkswirtschaftlicher Planung mit dem Ziel, ihn mit den wachsenden ökonomischen Möglichkeiten zunehmend besser zu befriedigen. Ein schnelles Entwicklungstempo der Produktion, eine hohe Effektivität des wissenschaftlich-technischen Fortschritts, die Steigerung der Arbeitsproduktivität dienen der weiteren Erhöhung des materiellen, geistig-kulturellen und gesundheitlichen Lebensniveaus des Volkes; Quantität, Qualität und Struktur der Produktion müssen also vom Bedarf der Bevölkerung an Waren und Dienstleistungen ausgehen und auf den gesellschaftlich notwendigen Bedarf ausgerichtet werden.

Der Bevölkerungsbedarf unterliegt einer ständigen Entwicklung in Richtung auf hochwertigere Konsumgüter und Dienstleistungen, zu vermehrter Arbeitserleichtung im Haushalt; dabei werden in einer Wechselbeziehung durch verbesserte oder erweiterte Qualität des Angebotenen Verbrauchsgewohnheiten neu geweckt, die ihrerseits wieder mit dazu dienen, die sozialistische Lebensweise zu fördern.

Der Bedarf wiederum ist abhängig von den ernährungsphysiologischen Bedürfnissen des einzelnen, bestimmter Bevölkerungsgruppen und der sozialistischen Gesellschaft insgesamt; bei der Ernährung treten diese als Notwendigkeit in Erscheinung, die für die Erhaltung des Lebens, der Gesundheit und der Leistungsfähigkeit notwendige Energie (Kalorien aus Kohlenhydraten, Eiweiß und Fett) und die etwa 50 lebensnotwendigen Nährstoffe (Aminosäuren, Vitamine, Mineralien, bestimmte Fettsäuren, ein Kohlenhydrat) zuzuführen.[1]

Das Nationaleinkommen der DDR betrug im Jahre 1971 113,6 Mrd. M; zur Konsumtion wurden von dem insgesamt verwendeten Nationaleinkommen 77,9% verwendet. Der Einzelhandelsumsatz an Nahrungs- und Genußmitteln betrug 36,8 Mrd. M und entsprach damit 47,2%.

Das tägliche Brot auf unseren Tischen repräsentiert also einen außerordentlich hohen Wert, den es ökonomisch zu verwalten und sinnvoll anzuwenden gilt.

Im Gegensatz zu vergangenen Zeiten und überwundenen Gesellschaftsordnungen hat jeder Bürger unserer Republik genug und reichlich zu essen; jedermann ist von der Sorge befreit, seine Kinder hungern sehen zu müssen, wo andere verschwenden. Es steht ein vielseitiges, preiswürdiges, im internationalen Vergleich zum Teil sehr billiges, hygienisch einwandfreies Lebensmittel- und Speisensortiment zur Verfügung, aus dem jeder nach seinen Wünschen wählen und sich abwechslungsreich und vernünftig ernähren kann, auch wenn die Versorgung nicht immer imstande ist, alle Wünsche zu erfüllen.

Der im Hinblick auf die Nährstoffversorgung zufriedenstellende Gesundheitszustand drückt sich in einer

[1] Der *Bedarf* im Sinne dieses Artikels stellt sich dar als die durch Kaufkraft gedeckte Nachfrage nach Lebens- und Genußmitteln und nach den mit der Ernährung in Zusammenhang stehenden Dienstleistungen.
Die *Bedürfnisse* im Sinne dieses Beitrages stellen sich dar als die naturgesetzlich, d. h. ernährungsphysiologisch bedingten Erfordernisse an eine zweckmäßige Ernährung, und zwar bezüglich des Gehaltes der Kost an Kalorien und lebenswichtigen Nährstoffen, individuell beeinflußt durch psychologische und ökologische Faktoren.
Der terminus technicus „*Ernährungsbedarfsempfehlung*", d. h. die für eine bestimmte Bevölkerungsgruppe gegebene Empfehlung für bestimmte Mengen an Kalorien, Eiweiß, Vitaminen und Mineralstoffen, ist falsch, da es sich um eine Bedürfnisempfehlung handelt. Es wird vorgeschlagen, von ***Ernährungsempfehlungen*** bzw. von ***Empfehlungen für die Nährstoffaufnahme*** zu sprechen. In der ernährungswirtschaftlichen Terminologie werden auch die Bezeichnungen ***Verzehrsrichtsätze*** (bei Inhaltsstoffen) bzw. ***Empfohlene Mengen für den Verzehr oder Verbrauch*** (bei Lebensmitteln) verwendet.

niedrigen Säuglingssterblichkeit von 1,8% und in einer günstigen Lebenserwartung (73,3 Jahre für Frauen, 68,1 Jahre für Männer) aus.

Jedoch besteht — wie in allen Industriestaaten — das volksgesundheitlich wie volkswirtschaftlich außerordentlich bedrückende Problem der Überernährung. Sie erfaßt weite Teile der Bevölkerung, erkennbar an 40% übergewichtigen Frauen, 20% übergewichtigen Männern und 10—15% übergewichtigen Kindern. Aus diesem Grund ist zur Zeit in der DDR die Sicherung einer gesunden Ernährung vorwiegend auf den Abbau der Überernährung, speziell des Überverbrauchs an Kalorien in Form von Fett und Zucker, gerichtet. Mit der Reduktion des überhöhten Fett- und Zuckerverzehrs würde sich von selbst eine gewisse Verbesserung der Versorgung mit einigen Vitaminen (B_1, B_2, C) und Mineralstoffen (Kalzium und Eisen) ergeben, da an Stelle von fett- und zuckerreichen dann ballaststoffreiche, also trotz geringeren Kaloriengehaltes sättigende Produkte, z. B. Obst, Gemüse, Vollkornerzeugnisse u. a., die natürlicherweise gleichzeitig wirkstoffreich sind, vermehrt verzehrt werden.

Es gibt Schätzungen, daß die Entwicklung einer wirkungsvollen Krebsvorbeugung und -behandlung die durchschnittliche Lebenserwartung um 2 Jahre, daß aber die Überwindung der aus der Überernährung resultierenden Fettsucht die durchschnittliche Lebenserwartung um 6 Jahre ansteigen lassen würde. Es gibt ferner Schätzungen, daß die im Gefolge der Fettsucht entstehenden volkswirtschaftlichen Gesamtverluste jährlich 1,2—1,4 Mrd. M betragen, und zwar etwa 12% für Behandlungskosten, Kuren usw., etwa 25% für Krankengeld und etwa 65% durch Produktionsausfall durch Krankheit und Frühinvalidität. Dazu treten die Aufwendungen für die luxuskonsumierten Lebensmittel: Der Überverzehr an Kalorien liegt bei 11%; 1%, auf 2/3 tierische Fette und 1/3 Zucker bezogen, entspricht rechnerisch einem Betrag von etwa 50 Mio M jährlich. Eine weitere Zahl ist in diesem Zusammenhang interessant: Im Durchschnitt werden in der DDR pro Kopf 180,— M für Obst und Gemüse (ohne Naturalverbrauch), 280,— M für Bier und 300,— M für Tabakwaren ausgegeben. Offensichtlich weisen diese Zahlen aus, daß der Stand unserer Volksernährung nicht vorbildlich ist und daß der Gesellschaft dem einzelnen gegenüber, aber auch dem einzelnen der Gesellschaft gegenüber besondere Verpflichtungen und Aufgaben erwachsen.

Die nachfolgenden Begriffe sollten vor diesem Hintergrund erläutert werden:

1. Der Bedarf an Grundnahrungsmitteln und bestimmten Produkten

Auf den Bedarf der Bevölkerung nehmen zahlreiche Faktoren Einfluß (s. Abb.). Diese Faktoren sind größtenteils dynamisch, in einer ständigen Entwicklung begriffen: Die Steigerung der Arbeitsproduktivität ist vielfach mit einer Erhöhung der geistig-nervlichen Beanspruchung und mit einem Rückgang an schwerer köperlicher Arbeit verbunden. Der Lebensstandard, erkennbar u. a. an den Einnahmen der Bevölkerung, steigt laufend, das hat Auswirkungen auf die Verbrauchsstruktur:
Während Milch, Brot, Kartoffeln u. a. Lebensmittel unabhängig von der Höhe des Einkommens verbraucht werden, hat das Einkommen dagegen Einfluß auf die Nachfrage an Fleisch und Fleischwaren, Obst und Feingemüse, Konditorwaren und Genußmitteln. Die Gesundheitsfürsorge wird ständig ausgebaut und erweitert, damit werden Krankheiten besser erkennbar und der Anteil derjenigen, die an solchen Krankheiten leiden, erhöht sich allein durch die verbesserte Diagnostik. Ein Beispiel bietet die systematische Untersuchung der Diabetiker.
Durch die Bevölkerungsballung in den Industriegebieten sinkt der Anteil der auf dem Land Wohnenden, damit sinkt der Naturalverbrauch und steigt der Bedarf an industriell verarbeiteten Lebensmitteln; durch die Entwicklung der gesellschaftlichen Speisenwirtschaft nimmt der Anteil der Essenteilnehmer zu und sinkt der Umfang der Familienverpflegung; durch die Erhöhung des Bildungsniveaus steigt die Erkenntnis von der Bedeutung einer gesunden Ernährung und nimmt die Nachfrage nach Lebensmitteln, die sich bevorzugt für die gesunde Ernährung eignen, zu.

2. Erhöhung der Effektivität des wissenschaftlich-technischen Fortschritts und Steigerung der Arbeitsproduktivität

Die Zielstellung für diesen Weg geht in zweierlei Richtung:

a) Die stabile, kontinuierliche, qualitätsgerechte Versorgung mit besonders empfehlenswerten Grundlebensmitteln wie lagerfähige, wohlschmeckende Kartoffeln, schmackhaftes, d. h. gut ausgebackenes Brot in einem vielseitigen Sortiment, frisches bzw. durch Kälte oder steril konserviertes Obst und Gemüse, fettarme, wohlschmeckende Käsesorten, fett- bzw. zuckerreduzierte Konditorwaren, Obstkonserven, Er-

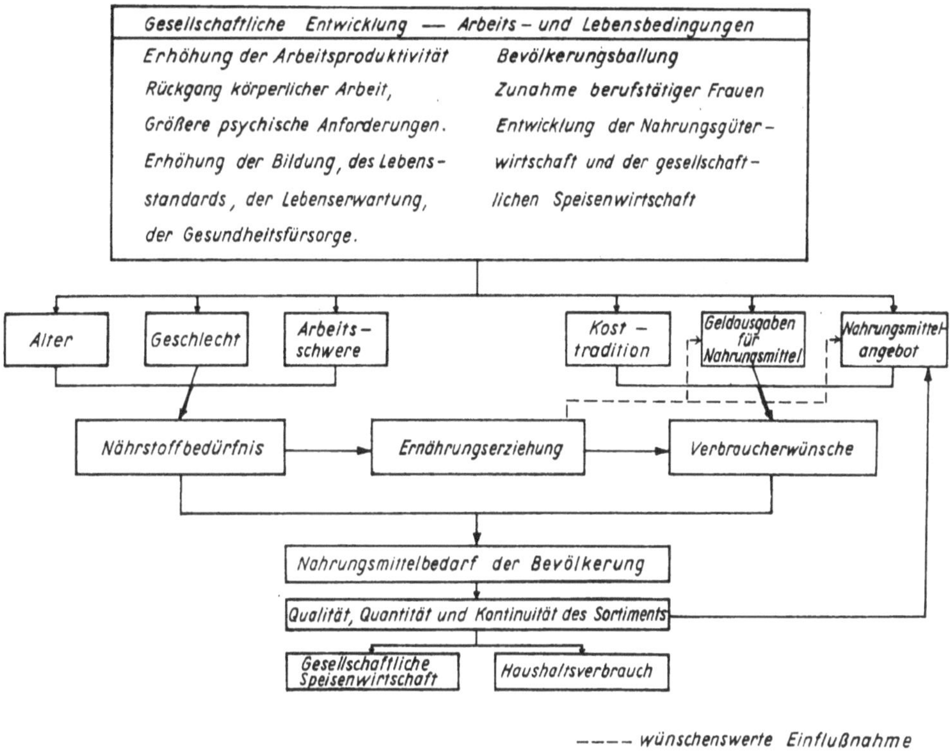

frischungsgetränke, Süß- und Dauerbackwaren, Fleischwaren usw.

b) Die Erweiterung des Sortiments um neue, für die gesunde Ernährung besonders empfehlenswerte Produkte, und zwar unter dem Gesichtspunkt der allgemeinen Kalorienreduzierung und unter dem Gesichtspunkt bestimmter Zielgruppen (Nahrungsmittel für Säuglinge und Kleinkinder, für Diabetiker usw.).

3. Steigerung des materiellen, geistig-kulturellen und gesundheitlichen Lebensniveaus

Zu diesen Aufgaben ist die Volksernährung unter folgenden Gesichtspunkten zu verbessern:
Bei steigenden Einkommen bleiben die Preise für konventionelle Lebensmittel weiter stabil, neue Produkte sollen wohlschmeckend, preiswürdig und der gesunden Ernährung dienlich sein; sie sollen durch eingearbeitete Dienstleistungen schnell und einfach zubereitbar sein. Der Ästhetik des Essens dienen behagliche Speiseräume in den Betrieben, Schulen, Kindergärten, Ferienheimen, Altersheimen usw.; Restaurationsbetriebe sind gastlich zu gestalten; der Bevölkerung ist geschmackvolles Geschirr anzubieten; zur Lebensfreude gehört auch die Freude am guten Essen und in gepflegter Umgebung. Zur Gestaltung der gesunden Ernährung dient einmal das umfangreiche Angebot an besonders empfehlenswerten Lebensmitteln, dazu gehört zum anderen die Information des Verbrauchers über die Grundsätze vernünftiger Ernährung. Ferner zählt hier auch vor allem die Bereitschaft des einzelnen, seine Ernährung von der Vernunft und nicht von dem Appetitstrieb oder von dem ungehemmten Verlangen nach Genußmitteln leiten zu lassen, im Essen nicht nur Selbstzweck, sondern auch ein Mittel zum Zweck, nämlich zur Erhaltung der eigenen Gesundheit, zu sehen.

Der Ministerratsbeschluß vom 1. 3. 1972 hat zahlreiche Maßnahmen zur Durchsetzung der gesunden Ernährung eingeleitet; die der sozialistischen Gesellschaft innewohnenden Möglichkeiten werden zur schrittweisen Überwindung der erwähnten Ernährungsfehler eingesetzt. Anpassung der Lebensmittelstandards an die modernen Lebensbedingungen, Schaffung von Warenzeichen und Kennzeichen, um für besonders empfehlenswerte Produkte bevorzugt zu werben, Intensivierung der Ernährungsaufklärung über Presse, Rundfunk, Fernsehen und Vorträge, Intensivierung der Ernährungserziehung im Bereich der

Volksbildung und des Hoch- und Fachschulwesens, Schaffung ökonomischer Regulierungen zur Stimulierung der Produktion und des Absatzes besonders empfehlenswerter Erzeugnisse, weitere Entwicklung der gesellschaftlichen Speisenwirtschaft, besonders der Arbeiter- und Schülerversorgung, sind die verschiedenen Wege, auf denen das Ziel der gesunden Ernährung angesteuert wird.
In der sozialistischen Gesellschaft ist es möglich, diese verschiedenen Aspekte unter der Autorität von Partei und Regierung einheitlich auf das Ziel auszurichten, die Volksernährung und damit die Volksgesundheit zu verbessern und zu fördern, ohne zu reglementieren, ohne die Kosten für die Ernährung dadurch ansteigen zu lassen, andererseits dafür Sorge zu tragen, daß die Freude am guten und schmackhaften Essen zugleich die Freude an einer gesundheitsfördernden Ernährung einschließt.

Prof. Dr. habil. H. Haenel
Zentralinstitut für Ernährung
Potsdam-Rehbrücke
der AdW der DDR

Kalorienumsatz und Körpergewicht

H. Bergner

Jede Lebenstätigkeit — beim Menchens, beim Tier und bei der Pflanze — wird durch einen bestimmten Energieumsatz gekennzeichnet. Hört dieser Energieumsatz auf, so tritt der Tod ein. Bei einer mangelhaften Energiezufuhr (in der spezifisch verwertbaren Form für das betreffende Lebewesen) hört der Energieumsatz allmählich auf. Man kann auch sagen, die Zelle, das Gewebe oder der Gesamtorganismus verhungern.
Für den Menschen und für tierische Lebewesen kommen die meisten Energieformen, die in Natur und Technik bekannt sind, als Energiequelle nicht in Frage. So z. B. können sie die Sonnenenergie, die Atomenergie oder die Wärmeenergie als direkte Energiequelle nicht nutzen. Mensch und Tier benötigen als Energiequelle vorgebildete Energieträger, die hauptsächlich der pflanzlichen Photosynthese entstammen oder von niederen Organismen (Hefe, Bakterien, Protozoen) gebildet wurden. Die im tierischen Organismus angesetzten Stoffe können vom Menschen oder von anderen Nutztieren ebenfalls als Energiequelle verwendet werden.
Alle organischen Substanzen, die selbst einen Energieinhalt besitzen, der für den Energieumsatz des Menschen verwendbar ist, werden als Nährstoffe bezeichnet. Hierzu gehören die Kohlenhydrate, Fette und Eiweißstoffe. Als energetische Maßeinheit der Nährstoffe dient die Kalorie.
Die Kalorie ist ursprünglich als Maß für die entstehende Wärme (Wärme = Energie) geschaffen worden und wie folgt definiert:

1 kcal ist diejenige Wärmemenge, die benötigt, wird, um 1 kg Wasser um 1 Grad von 14,5 °C auf 15,5 °C zu erwärmen.

1 Kalorie (cal) = 1/1000 kcal

Da die Wärmeenergie praktisch das Endprodukt aller anderen Energieformen ist, kann sie nicht die ideale Rechengröße für die energetischen Transformationsprozesse sein.
So gibt es zur Zeit international ernsthafte Bemühungen, auch die Energieumsetzungen im menschlichen und tierischen Organismus und den Energieinhalt von Nährstoffen, Nahrungsmitteln und Futtermitteln nicht auf Basis der Wärmeenergie, sondern auf Basis der mechanischen Energie (Joule) anzugeben (1 kcal = 4186 Joule).

Nahrungsmittel als Träger der Energie

Die Bruttoenergie — auch als Brennwert bezeichnet — kann in einer kalorimetrischen Bombe ermittelt werden. In Tab. 1 wird die Bruttoenergie verschiedener Lebensmittel angegeben.
Aus Tab. 1 ist ersichtlich, daß alle fettreichen Nahrungsmittel einen relativ hohen Energieinhalt aufweisen. Da Fleisch z. B. nur aus den Energieträgern Eiweiß und Fett besteht, steigt bei hohem Fettanteil der Kaloriengehalt stark an. So z. B. enthält bereits mageres Schweinefleisch 80% seines Energiewertes in Form von Fett. Sein Brennwert liegt fast doppelt so hoch wie bei magerem Rindfleisch. Da im Fleisch auf 1 g Eiweiß stets 3 g gebundenes Wasser entfallen, erfolgt die starke Erniedrigung des Kaloriengehaltes in magerem Rindfleisch oder Geflügelfleisch durch den steigenden Wasseranteil und durch die Erniedrigung des Fettgehaltes.

Tabelle 1
Bruttoenergie (Brennwert) verschiedener Nahrungsmittel im genießbaren Teil von 100 g eingekaufter Ware:

	kcal
Schweinefleisch (halbmager ohne Knochen)	435
Rindfleisch (halbmager ohne Knochen)	275
Kalbfleisch (mit Knochen)	140
Huhn (mit Knochen)	107
Butter	750
Margarine	750
Speiseöl	925
Schweineschmalz	926
Speck	716
Vollmilch (2,5% Fettgehalt)	55
Apfelkuchen	280
Blätterteigwaren	530
Weizenbrot oder Roggenbrot	245
Kartoffeln, geschält	90
Speiseschokolade	525
Pralinen	460
Marmelade	275
Äpfel (frisch)	58
Apfelsinen	43
Bananen	68
Spinat	26
Weißkohl	34
Gurken	13
Mohrrüben	41
Champignons	29

Verdauliche Energie

Die aufgenommenen Nährstoffe (in Form des zubereiteten Nahrungsmittels) unterliegen zunächst den Verdauungsprozessen in Mund, Magen und Dünndarm.

Im Dünndarm werden die durch die Verdauung geschaffenen Spaltprodukte der Nährstoffe resorbiert. Alle Stoffe, die anschließend auch im Dickdarm nicht zur Resorption gelangen, verlassen mit den Faeces den Organismus. Zieht man diese unverdauten Anteile (Energiemenge der Faeces) von der Energiemenge der aufgenommenen Nährstoffe (Bruttoenergie) ab, so gelangt man zum Begriff der „verdaulichen Energie".

Die Verdaulichkeit der Nährstoffe und damit auch die Verdaulichkeit der Energie aus verschiedenen Nahrungsmitteln ist in Tab. 2 angegeben.

Da im Rahmen einer gemischten Kost die Energiezufuhr aus etwa 1/3 Fettkalorien, etwa 13% Eiweißkalorien und mehr als 50% Kalorien aus Kohlenhydraten bestehen soll, liegt die Verdaulichkeit der aufgenommenen Bruttoenergiemenge bei gesunden Personen zwischen 90 und 95%.

Verbleib der verdaulichen Energie

Ein Teil der verdauten Energiemenge verläßt den menschlichen Organismus in Form von organischen

Tabelle 2
Verdaulichkeit der Nährstoffe aus verschiedenen Nahrungsmitteln

Nahrungsmittel	Eiweiß	Fett (in %)	Kohlenhydrate
tierische Nahrungsmittel	97	95	98
Getreideprodukte	85	90	98
Hülsenfrüchte (getrocknet)	78	90	97
Zucker und Stärke	—	—	98
pflanzliche Nahrungsmittel	84	90	97
Gemüse	83	90	95
Früchte	85	90	90

Bestandteilen des Harnes. Der Hauptanteil des Energieverlustes über den Harn resultiert aus der Verbrennungswärme des Harnstoffs (151,6 kcal pro Mol bzw. je 28 g N). Umgerechnet entspricht dieser Energieverlust = 0,9 kcal/g abgebautes Eiweiß. Da die Verbrennungswärme pro g Protein 5,7 kcal beträgt und 0,9 kcal als chemische Energie des Harnstoffs verloren gehen, so bleibt für weitere Umsetzungsprozesse aus 1 g verdautem (resorbiertem) Eiweiß ein Energiewert von 4,8 kcal übrig, d. h. für energetische Prozesse des Organismus stehen aus 1 g Protein nicht 5,7 kcal sondern nur 4,8 kcal als umsetzbare Energie zur Verfügung.

Obwohl der Begriff der „umsetzbaren Energie" im Rahmen der Humanernährung noch relativ ungebräuchlich ist, sollte er in Übereinstimmung zum exakten Maßsystem der Tierernährung unbedingt Verwendung finden. Dementsprechend ergeben sich für die umsetzbare Energie beim Menschen die in Tab. 3 verzeichneten Energiewerte.

Somit kann man für Kohlenhydrate und Fette ebenso wie für Alkohol feststellen, daß keine praktisch meßbaren Energieverluste von der resorbierten Energie bis zur Stufe der „umsetzbaren Energie" auftreten. Aus den Tabellen 2 und 3 geht gleichzeitig hervor, daß infolge der schlechteren Verdaulichkeit des Eiweißes (besonders aus den pflanzlichen Nahrungsmitteln) und infolge der Energiedifferenz von 16% (Differenz zwischen resorbierter und umsetzbarer Energie) von der aufgenommenen Bruttoenergie im Falle des Eiweißes die geringste prozentuale Menge an umsetzbarer Energie im Vergleich zu den anderen Nährstoffen zur Verfügung steht.

Tabelle 3
Umsetzbare Energie pro g Nährstoff (resorbiert)

Nährstoff	kcal/g
Eiweiß	4,8
Tierfett	9,5
Kohlenhydrate (im Durchschnitt)	4,1
Alkohol	7,0

Grundumsatz

Zunächst muß aus der umsetzbaren Energie der Grundumsatz des Organismus bestritten werden. Hierunter versteht man den Energieumsatz des Menschen bei völliger Ruhe (körperlicher und psychischer Ruhe) ohne Verdauungstätigkeit (16–24 Stunden ohne Nahrungszufuhr). Der Grundumsatz kann aus der Sauerstoffaufnahme und der CO_2-Abgabe ermittelt werden. Dieser Grundumsatzmeßmethodik liegen die biochemischen Gesetzmäßigkeiten im intermediären Stoffwechsel zugrunde. So z. B. ergibt sich bei der Oxydation von 1 Mol Glukose folgende Rechnung:

$$C_6H_{12}O_6 + 6O_2 \rightarrow 6CO_2 + 6H_2O + 673 \text{ kcal} .$$

Der für diese Oxydation benötigte Sauerstoff muß eingeatmet werden, und das entstehende Kohlendioxid wird ausgeatmet.
Da das Molvolumen beider Gase unter Normalbedingungen annähernd gleich ist, sind die Gasvolumen den molaren Verhältnissen proportional. Das Verhältnis von ermitteltem

$$\frac{\text{Volumen } CO_2}{\text{Volumen} O_2}$$

bezeichnet man als den respiratorischen Quotienten (*RQ*).
Da im Falle der Glukoseoxydation im Organismus auf 1 Volumen Sauerstoff stets das gleiche Volumen CO_2 gebildet wird, ist hierbei der respiratorische Quotient = 1.
Zur Berechnung des Grundumsatzes in kcal je Zeiteinheit muß man wissen, wieviel kcal Wärme pro Liter Sauerstoff im Organismus gebildet werden. Zur Oxydation von 1 Mol Glukose (180 g) werden 6 Mol O_2 = 134,4 l benötigt. Da aus 1 Mol Glukose 673 kcal Wärme im Körper gebildet werden, verhalten sich 134,4 l O_2 zu 673 kcal äquivalent.

Hieraus berechnet sich für 1 l O_2:

$$\frac{673 \text{ kcal}}{134{,}4 \text{ l } O_2} = 5{,}0 \text{ kcal/l } O_2 .$$

Nach 24stündigem Nahrungsentzug wird beim Menschen außer Glukose auch bereits Fett verbrannt. Fett ist gegenüber Glukose ärmer an eigenen Sauerstoffatomen (im Vergleich zu den Kohlenstoffatomen des Moleküls), so daß zu seiner eigenen Verbrennung relativ mehr Sauerstoff aus der Atmungsluft benötigt wird. In einer analogen Rechnung, wie sie für die Glukose demonstriert wurde, ergibt sich für Fett ein durchschnittlicher $RQ = 0{,}7$ und eine Energiefreisetzung von 4,7 kcal/l O_2.

Tab. 4 beinhaltet das kalorische Äquivalent bei der Oxydation verschiedener Nährstoffe bzw. Nährstoffgemische.

Tabelle 4
Kalorisches Äquivalent
für 1 l O_2 (0° C, 760 mm Hg, Normalbedingungen der Gase)

RQ	Wärmemenge in kcal/l O_2
1,0	5,0
0,9	4,9
0,8	4,8
0,7	4,7

Ermittelt man z. B. bei einem Menschen eine stündliche CO_2-Ausscheidung von 10 l und einen Sauerstoffverbrauch von 12,5 l, so errechnet sich ein respiratorischer Quotient von:

$$RQ = \frac{10{,}0}{12{,}5} = 0{,}8.$$

Nach Tab. 4 entsprechen einem Liter Sauerstoff unter diesen Bedingungen 4,8 kcal. Die stündliche Wärmeproduktion beträgt somit bei einem Sauerstoffverbrauch von 12,5 l

$$= 12{,}5 \text{ l} \cdot 4{,}8 \frac{\text{kcal}}{\text{l}} = 60 \text{ kcal} .$$

Der tägliche Grundumsatz der untersuchten Person beträgt

$$60 \text{ kcal/h} \cdot 24 \text{ h} = 1440 \text{ kcal} .$$

Das Verfahren der Grundumsatzmessung beim Menschen über eine O_2- und CO_2-Messung in der Atemluft ist sehr gut möglich und wird in Kliniken angewandt. Mit Hilfe einer Atemmaske kann die eingeatmete und ausgeatmete Luft einer quantitativen O_2- und CO_2-Bestimmung zugeführt werden.

Erhaltungs- und Leistungsumsatz

Der Erhaltungsumsatz des Menschen umfaßt die Energiemenge pro Zeiteinheit, die in der Lage ist, den Organismus in ständiger Leistungsbereitschaft zu halten. Somit käme zum Grundumsatz eine zusätzliche Energiemenge für die Nahrungsaufnahme, für die Verdauungstätigkeit und für die Bewegung zur Gesunderhaltung hinzu. Auch der Erhaltungsumsatz kann dem Grundumsatz analog gemessen werden.
Der Erhaltungsumsatz stellt innerhalb einer gewissen Fehlerbreite gleichzeitig den Energieumsatz bei gei-

stiger Arbeit dar. Man rechnet etwa, daß geistige Arbeit den Grundumsatz nur um 5—10% erhöht (für die gesteigerten Stoffwechselprozesse im Gehirn).
Bei körperlich schwerer Arbeit kann ein Mensch über einen längeren Zeitraum (etwa 1 Jahr) eine Arbeit verrichten, die täglich 2500 kcal zusätzliche Energiezufuhr (umsetzbare Energie) erfordert. An einem einzigen Tage könnte auch ein Energieumsatz im Wert von 3500 kcal für eine körperliche Arbeit bewältigt werden. Bei trainierten Sportlern werden noch höhere Energieumsätze oberhalb des Erhaltungsbedarfs erzielt.
In Abb. 1 ist der durchschnittliche Energiebedarf eines Mannes bei mittelschwerer Arbeit graphisch dargestellt.

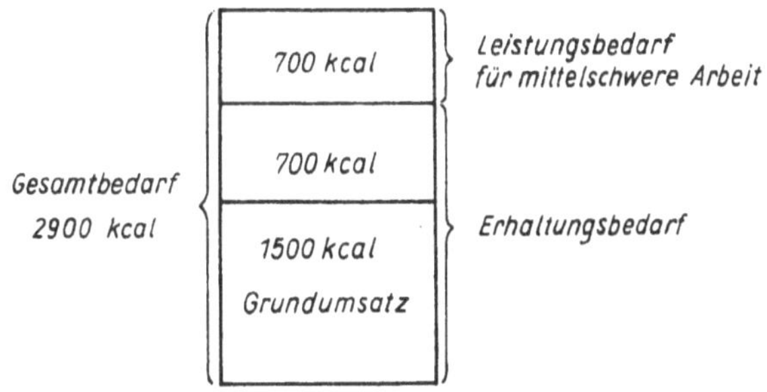

Abb. 1. Durschnittswerte für den Energiebedarf eines Mannes bei mittelschwerer Arbeit (etwa 40 Jahre) vgl. Tab. 5

Im allgemeinen ist jedoch heute in allen industriell hochentwickelten sozialistischen und kapitalistischen Staaten auch bei körperlich Arbeitenden die Problematik vorhanden, daß die Kalorienaufnahme die Energieausgabe erheblich übersteigt. Ein drastisches Beispiel hierfür liefert die relativ geringe Energieausgabe bei einem Fußmarsch. Pro km Wegstrecke kann man im Durchschnitt etwa 45 kcal umsetzbare Energie veranschlagen (etwa 50 kcal Bruttoenergie). Selbst bei einer Wegstrecke von 10 km dürfte der Wanderer oberhalb seines Erhaltungsbedarfs nur etwa 500 kcal Bruttoenergie aufnehmen. Wünscht er dagegen während der 10 km langen Wanderstrecke, das vorhandene Körperfett zu reduzieren, so würde diese Menge nur etwa 50 g ausmachen.

Nährstoffzufuhr und Fettansatz

Beim Menschen werden die überschüssig aufgenommenen Kohlenhydrate und Fette auch für den eigenen Körperfettansatz außerordentlich günstig verwertet. Das überschüssig resorbierte Nahrungsfett wird fast zu 90% wieder als Körperfett angesetzt und die Energiemenge der überschüssig resorbierten Kohlenhydrate erscheint zu etwa 75% als Körperfett wieder. In Tab. 5 ist die wünschenswerte tägliche Kalorienzufuhr für Erwachsene angegeben.

Tabelle 5
Wünschenswerte tägliche Kalorienzufuhr für Erwachsene

	Altersgruppe	leichte Arbeit (kcal)	mittelschwere Arbeit (kcal)	schwere Arbeit (kcal)	Schwerstarbeit (kcal)
Männer	18—35	2700	3000	3600	4200
	35—55	2400	2700	3300	3900
	über 55	2200	2500	3100	3700
Frauen	18—35	2400	2700	3200	—
	35—55	2200	2500	3000	—
	über 55	2000	2300	2800	—

Werden täglich bei leichter Arbeit nur die Kalorienrichtsätze für mittelschwere Arbeit als Grundlage genommen, so beträgt die tägliche Differenz nur 300 kcal pro Person und Tag (nicht meßbar im normalen Haushalt). Innerhalb eines Jahres beträgt jedoch die überschüssig verzehrte Kalorienmenge dann 110000 kcal. Von 110000 kcal werden mindestens 100000 verdaut (resorbiert). Rechnet man, daß zur Hälfte Fettkalorien und zur Hälfte Kohlenhydratkalorien als Überschuß verzehrt wurden, so sind 80% der resorbierten Energiemenge in Form von Körperfettenergie angesetzt worden.
In diesem Fall 80000 kcal Körperfett. Diese Kalorienmenge entspricht rund 8,5 kg Körperfett. Doch bereits ein derartiger Fettansatz ist durch leichte körperliche Bewegung nicht ohne weiteres zu eliminieren. Würde der Betreffende während des Urlaubs durch fleißiges Wandern und begrenzte Nahrungsaufnahme (nur in Höhe des Erhaltungsbedarfs) diesen Fettansatz wieder abtrainieren wollen, so müßte er etwa 1800 km zurücklegen (85000 kcal:45 kcal/km). Bei einer täglichen Wanderleistung von 30 km müßten dann 60 Tage zur Verfügung stehen.
Dieses drastische Beispiel zeigt, wie wichtig eine laufende Kontrolle der Körpermasse ist, damit man bereits im frühzeitigen Stadium einen erhöhten Körperfettansatz reduzieren kann. In den Abbildungen 2—4 ist die energetische Verwertung der Nährstoffe Eiweiß (Abb. 2), Kohlenhydrate (Abb. 3) und Fett (Abb. 4) graphisch dargestellt. Diesen Abbildungen ist zu entnehmen, daß eine Eiweißaufnahme oberhalb des Erhaltungsbedarfs nur zu etwa 50% in Form von Körperfett angesetzt werden kann.
Die im Überschuß aufgenommenen Kohlenhydrate ergeben bereits eine Ansatzrate von etwa 70% und das Nahrungsfett sogar von mehr als 80%. In Abb. 5

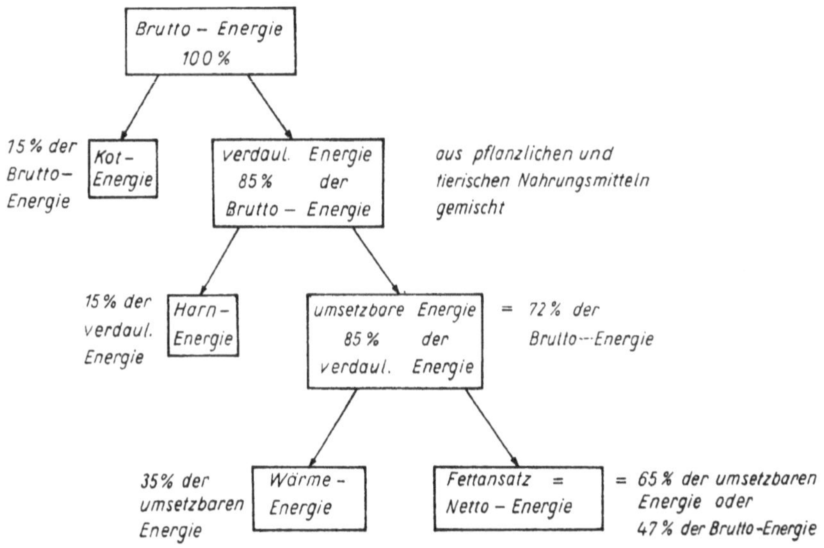

Abb. 2. Energiestufen des Eiweißes beim Weg durch den Organismus (Fettansatz nur bei Energieaufnahme oberhalb des Erhaltungsbedarfs)

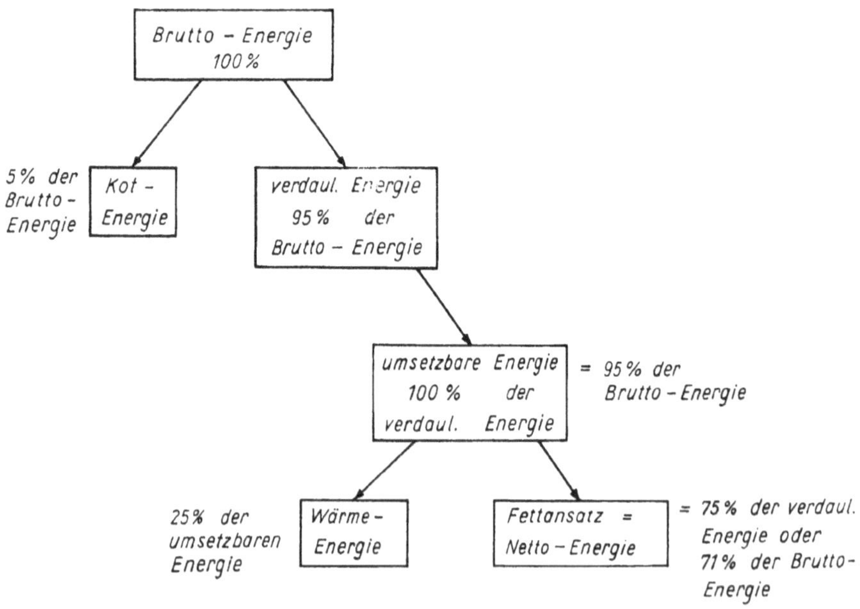

Abb. 3. Energiestufen der Kohlenhydrate durch den Organismus (Fettansatz nur bei Energieaufnahme oberhalb des Erhaltungsbedarfs)

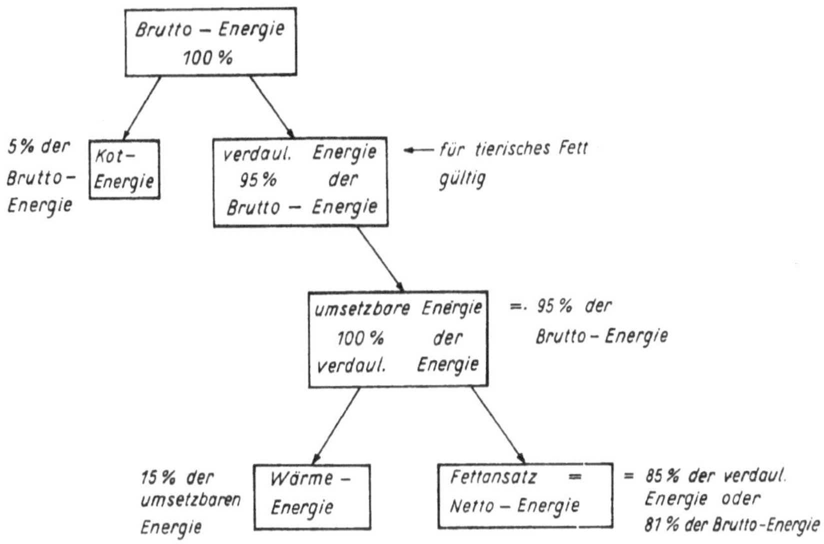

Abb. 4. Energiestufen des Fettes beim Weg durch den Organismus (Fettansatz nur bei Energieaufnahme oberhalb des Erhaltungsbedarfs)

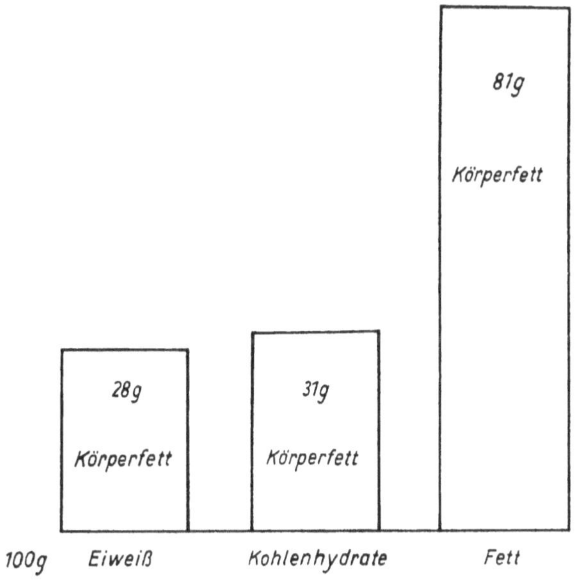

Abb. 5. Verwertung von je 100 g überschüssig aufgenommenen Nährstoffen für den Körperfettansatz

sind aus je 100 g überschüssig aufgenommenen Nährstoffen die angesetzten Fettmengen ersichtlich.

Der hohe Kaloriengehalt des Fettes und die gute Verwertung im Organismus bedingen gemeinsam den sehr hohen Körperfettansatz.

Der überschüssige Verzehr von Kohlenhydraten hat besonders bei übergewichtigen Personen den zusätzlichen Nachteil, daß sie über eine Erhöhung des Insulinspiegels den Appetit anregen und damit die Nahrungsaufnahme weiter erhöht werden kann.

Es ist zu hoffen, daß mit zunehmender Aufklärung auch die physikalisch-chemischen Gesetzmäßigkeiten des Energieumsatzes im menschlichen Organismus besser verstanden werden. Nur eine verantwortungsbewußt regulierte Nahrungsaufnahme und eine hohe Energieausgabe während der Freizeitbeschäftigung können den Übergewichtsproblemen unserer Bevölkerung erfolgreich entgegenwirken.

Prof. Dr. sc. H. Bergner
Sektion Tierproduktion und Veterinärmedizin der Humboldt-Universität zu Berlin

Ein Blick in die Statistik lehrt uns: Man ißt des Guten zu viel

Tendenzen im Nahrungsmittelverbrauch

H. E. Schmidt

Mit jedem Jahr vergrößert sich das Angebot an Nahrungsmitteln der verschiedensten Art. Die Lebensmittelgeschäfte sind angefüllt mit verlockenden Produkten. Da durch die zielstrebige, auf den Menschen orientierte Wirtschaftspolitik in der DDR auch das Einkommen der Bevölkerung ständig ansteigt (Tab. 1), ohne daß dieser Zuwachs durch Preis-

Tabelle 1
Ausgaben für Nahrungs- und Genußmittel in Arbeiter- und Angestelltenhaushalten und Anteil an den Gesamtausgaben je Haushalt und Monat

	1960	1965	1970
Ausgaben (in M) für			
Nahrungs- u. Genußmittel	330,–	372,–	433,–
Nahrungsmittel	264,–	285,–	323,–
Genußmittel	66,–	87,–	110,–
Anteil (in %) an den Gesamtausgaben			
Nahrungs- u. Genußmittel	40,7	39,6	36,1
Nahrungsmittel	32,6	30,3	26,9
Genußmittel	8,1	9,3	9,2

Quelle: Stat. Jb. DDR 1972, S. 364

Tabelle 2
Einzelhandelsumsatz bei Nahrungs- und Genußmitteln

	Einzelhandelsumsatz 1960		1965		1970	
	a	b	a	b	a	b
Nahrungs- u. Genußmittel	24,9	100	28,9	115,9	35,8	143,6
Nahrungsmittel	17,2	100	19,8	115,1	24,1	139,6
Genußmittel	7,7	100	9,5	117,7	11,7	152,4

a: in Mio M
b: in %; 1960 = 100

Quelle: Stat. Jb. DDR 1972, S. 287

erhöhungen wirkungslos gemacht wurde, kann der Bürger ständig mehr Nahrungsmittel erwerben. Er macht davon ausgiebig Gebrauch. Nicht zuletzt beweist das der steigende Umsatz im Einzelhandel (vgl. Tab. 2).

Verbrauch schießt am Ziel vorbei

Es ergibt sich die Frage, ob diese Entwicklung günstig ist. Selbstverständlich ist es zu begrüßen, daß die Nahrungsmittelbereitstellung der Nachfrage immer besser angepaßt wird und nur wenige Wünsche nicht befriedigt werden. Dennoch muß man kritisch einschätzen, daß die jetzt erreichte Verbrauchsstruktur weder volkswirtschaftlich noch volksgesundheitlich befriedigen kann.
Dieser offenbare Widerspruch läßt sich erklären. Die Nachfrage nach Nahrungsmitteln wird — grob gesagt — durch drei Faktorengruppen beeinflußt, nämlich

1. durch das Einkommen, speziell den für Nahrungsmittel verfügbaren Anteil daran, und die damit im Zusammenhang stehenden Preise für Nahrungsmittel (also ökonomische Faktoren);

2. durch Kostformen, Verzehrsgewohnheiten und andere vornehmlich psychologische Faktoren und schließlich

3. durch die Notwendigkeit, dem Körper regelmäßig Nährstoffe zuzuführen (physiologische Faktoren).

Während nun die weit überwiegende Zahl der Verbraucher beim Erwerb von Lebensmitteln den ersten beiden Faktorengruppen Rechnung zu tragen trachtet, vernachlässigt sie die dritte Gruppe fast völlig. Das führte dazu, daß im Verlauf des vergangenen Jahrzehnts bei wichtigen, die Ernährungssituation allgemein, speziell aber den Nährstoffverbrauch kennzeichnenden Parametern die Abweichungen zwischen der wünschenswerten, ernährungsphysiologisch begründeten Versorgung und dem effektiven Verbrauch ständig größer wurden (vgl. Tab. 3).
Erst in jüngster Zeit deutet sich eine Tendenzänderung an. Sie beschränkt sich aber darauf, die Abweichungen nicht noch größer werden zu lassen (z. B. Kalorienaufnahme); nur in Ausnahmefällen wird bereits eine wirkliche Verbesserung sichtbar (z. B. Versorgung mit Vitamin C). Die Frage nach den Ursachen für die Veränderung kann noch nicht schlüssig

Tabelle 3
Erfüllung der durchschnittlichen Richtsätze (Zentralinstitut für Ernährung) für den Kalorien- und Nährstoffverbrauch

Position		Richtsatz	1972 vorl. absolut	Verbrauch 1960	1965	1970	1971	1972 vorl.
				% zum Richtsatz				
Kalorien	kcal	2850	3150	110,9	109,3	111,6	111,3	110,5
Eiweiß	g	90	81,9	90,1	882,	91,7	92,1	91,0
dav. tierisch	g		55,1	45,7[2]	51,0[2]	48,2[2]	49,1[2]	61,0[2]
Fett	g	90	133,3	137,3	140,9	142,8	143,9	148,1
Kohlenhydrate	g	400	383	100,5	96,0	98,3	97,9	95,8
Kalzium	mg	920	701	85,3	76,2	76,9	77,2	76,2
Phosphor	mg	1300	1473	121,5	114,3	116,2	116,5	105,2
Eisen	mg	13	14	114,6	110,0	114,6	115,4	107,7
Vitamin A	I.E.	2850	6499	185,2	185,2	218,3	217,5	228,0
Vitamin B_1	mg	2,00	1,85	93,0	90,0	92,5	94,0	92,5
Vitamin B_2	mg	1,80	1,54	89,4	82,2	83,9	85,0	85,6
Niacin	mg	16	17,1	103,8	103,8	108,1	108,8	106,9
Vitamin C	mg	75	71,6	89,9[1]	80,3	95,1	95,5	95,2

[1] extrem hohe Vitamin C-Versorgung III. und IV. Quartal.
[2] ausgedrückt in % vom Gesamteiweißverbrauch.
Quelle: Berechnungen ZfE, Abt. Ernährungswirtschaft.

beantwortet werden. Mit großer Wahrscheinlichkeit wirkt sich das Erreichen einer Sättigungsgrenze aus, während von einer durch den Verbraucher bewußt herbeigeführten, auf seine Gesundheit bezogenen Veränderung der Kostformen noch nicht gesprochen werden kann.

Unsere Nahrungsmittelpalette

Welche Nahrungsmittel hat der Verbraucher nun erworben, womit hat er seinen Hunger gestillt, wofür hat er rund ein Drittel seiner Geldeinkünfte ausgegeben?
Tab. 4 läßt schon bei oberflächlicher Betrachtung einige typische Entwicklungen erkennen, davon seien hervorgehoben:

1. Der Verbrauch von tierischen, meist eiweiß-, häufig aber auch fettreichen Erzeugnissen hat ständig zugenommen. Das gilt nicht für alle einschlägigen Nahrungsmittelgruppen; bedauerlicherweise z. B. nicht für Milch, besonders Trinkmilch, und für Fisch. Dafür ist die Zunahme bei anderen, z. B. bei Fleisch und Eiern, um so deutlicher abzulesen. Die notwendige Zusammenfassung der Nahrungsmittel zu aggregierten Gruppen läßt allerdings unterschiedliche Entwicklungen bei Unterpositionen nicht erkennen; so z. B. die Tatsache, daß am Gesamtfleischverbrauch das Schweinefleisch die überragende Stellung inne hat (63%), während das Rindfleisch nur mit 28% und das Geflügelfleisch gar nur mit 9% am Fleischverbrauch beteiligt ist. Wenn man weiß, daß Schweinefleisch durchschnittlich 25% Fett enthält, Rindfleisch aber nur 10% und Geflügelfleisch durch-

Tabelle 4
Ausgewählte Positionen des Nahrungsverbrauchs in der DDR (kg je Kopf und Jahr)

Position	Verbrauch je Person 1960 kg	1965	1970	1971
Weizenmehl	46,3	51,1	51,8	51,9
Roggenmehl	49,9	43,8	40,4	39,9
Reis	2,4	2,2	1,8	1,8
Speisehülsenfrüchte	1,7	1,3	1,5	1,2
Kartoffeln	173,9	156,5	153,5	150,6
Zucker	29,3	30,1	34,4	34,4
Gemüse[1]	60,7	63,8	84,8	84,2
Frischobst[2]	40,4	38,7	43,7	45,0
Zitrusfrüchte	5,4	6,3	11,8	12,6
Rindfleisch (ohne Fett) + Kalb + sonst.	18,7	18,5	22,3	20,6
Schweinefleisch ohne Fett	34,5	36,2	38,7	42,0
Geflügelfleisch	1,8	4,0	5,1	5,9
Fleisch insgesamt	55,0	58,7	66,1	68,5
Fisch und Fischerzeugnisse eff.	12,8	13,5	11,9	12,0
Trinkvollmilch einschl. Rahm	97,4	94,1	98,5	99,6
Käse	–	4,3	4,6	4,6
Quark	–	3,4[3]	5,0	5,0
Eier (St.)	197	211	239	246
Nahrungsfette (Reinfett) ges.	27,4	27,9	33,6	32,7
dar. in Produktgew.				
Butter	13,5	12,5	14,6	14,2
Margarine	10,3	11,9	11,0	11,2
tier. Fette	7,1	6,6	5,8	5,1
pfl. Fette + Öle	–	–	2,2	2,2

[1] Frischgemüse + ind. verarb. Gemüse.
[2] Frischobst + ind. verarb. Obst.
[3] nur Magerquark.
Quelle: Stat. Materialien des ZfE.

schnittlich 4%, erkennt man, daß die heute erreichte Struktur auf den kalorischen Überverzehr erheblich einwirkt.

2. Der Verbrauch an pflanzlichen Produkten, die in erster Linie als Kohlenhydratträger bedeutsam sind, stagniert. Das gilt für Getreideerzeugnisse ebenso wie für Kartoffeln und Hülsenfrüchte, wenn man die letzten 5 Jahre betrachtet. Wegen des hohen Gehalts dieser Nahrungsmittel an Mineralstoffen und Vitaminen, aber auch wegen ihrer Funktion als Ballaststoff ist diese Entwicklung ungünstig. In mindestens gleicher Weise ungünstig ist die noch immer steigende Tendenz im Zuckerverbrauch, denn dieses Nahrungsmittel ist unter ernährungswissenschaftlichem Aspekt als „leerer" Kalorienträger einzuschätzen, d. h. daß Zucker dem Organismus ausschließlich Energie, nicht aber die zur Leistungsfähigkeit ebenso erforderlichen Mineralstoffe oder Vitamine zuführt.

3. Erfreulich zu vermerken ist, daß seit 1970 der bis dahin ständig steigende Verbrauch an Nahrungsfetten langsam eingedämmt werden konnte. Sicherlich liegt der Verbrauch an Fetten noch weit über dem wünschenswerten Niveau, doch ist dafür die Ursache nicht ausschließlich bei den Nahrungsfetten (die als „sichtbare" Fette erworben werden) zu suchen, sondern zu einem erheblichen Teil (43%) auch bei den Nahrungsmitteln, in denen Fett als „unsichtbarer" Bestandteil vorliegt.

4. Die mangelnde Kontinuität der Entwicklung des Verbrauchs an Gemüse und Obst läßt die starke Abhängigkeit des Angebots von den Witterungsbedingungen und damit vom Aufkommen der heimischen Landwirtschaft sowie in den Klein- und Siedlergärten erkennen. Daraus ergeben sich zwangsläufig Konsequenzen für die Versorgung mit wichtigen Nahrungsinhaltsstoffen, speziell einigen Vitaminen und Mineralstoffen.

Bei der Betrachtung der Entwicklung des Nahrungsmittels darf man sich nicht auf die Verbrauchsstruktur, die Relation einzelner Nahrungsmittel zueinander, beschränken, Die Ansprüche des Konsumenten an den Gebrauchswert des einzelnen Produktes sind einzubeziehen, ja, sie gewinnen zunehmend an Bedeutung. Diese Ansprüche sind nicht konstant, sie sind abhängig von den Bedürfnissen, die selbst aus physischen und psychischen Aspekten heraus einem stetigen Wandel unterliegen.

Neue Bedürfnisse werden geweckt

Wenn es auch im Rahmen dieses Beitrages nicht möglich ist, die Veränderungen im Verbrauch der einzelnen Nahrungsmittel, also im gesamten Sortiment, einzeln abzuhandeln, so muß doch festgestellt werden, daß der Verbraucher auf Grund der Entwicklung der Gesellschaft zunehmend Nahrungsmittel mit folgenden Parametern bevorzugt:

1. Sie sollen wenig Arbeitsaufwand in der Endküche (zu Hause oder in der Gemeinschaftsverpflegung) bei der Verarbeitung zu Speisen erfordern. Diese Tendenz verstärkt sich mit dem Anstieg des Anteils berufstätiger Frauen sowie mit wachsendem Angebot an Möglichkeiten einer sinnvollen, geistig-kulturell bildenden, konditionssteigernden und erholsamen Freizeitgestaltung. Welche Reserven hier noch mobilisiert werden können, geht allein schon daraus hervor, daß gegenwärtig in privaten Haushalten der DDR jährlich noch 16 Mrd. Stunden aufgewendet werden, vornehmlich um die individuelle Konsumtion vorzubereiten und zu vollziehen.

2. Sie sollen eine möglichst lange Vorratshaltung ohne besondere Vorkehrungen gestatten. Dadurch wird die Warenbeschaffung vereinfacht und die Disponibilität bei der Speisenzubereitung erhöht. Mit der in der Versorgungspraxis sich vollziehenden Konzentration der Einkaufsstätten verlängern sich im Durchschnitt die Wegezeiten und der individuelle Transportaufwand, was zunehmend eine Konzentration auch des Einkaufs zur Folge hat.

3. Sie sollen standardisierten Qualitätsmerkmalen entsprechen. Dieser Anspruch wird vornehmlich deshalb zunehmend geltend gemacht, weil die individuelle Kundenberatung kaum noch Bedeutung hat (sie auch nicht wieder gewinnen wird), so daß der Verbraucher sich auf das Angebotene verlassen muß. Dabei stützt er sich verständlicherweise gern auf Produkte, die er selbst oder ihm bekannte Gewährsleute bereits geprüft haben.

4. Sie sollen den Prinzipien einer gesunden Lebensweise entsprechen. Geht man davon aus, daß zur sozialistischen Persönlichkeit auch die bewußte Gestaltung der gesundheitsbeeinflussenden Faktoren gehört, dann wird der Verbraucher zunehmend solche Erzeugnisse erwerben, die geeignet sind, die gegenwärtigen Ernährungsfehler zu vermeiden.

Wie sieht's beim Nachbarn aus?

Sowohl hinsichtlich der Verbrauchsentwicklung bei den bestimmenden Nahrungsmittelgruppen, als auch im Hinblick auf die Veränderung der Ansprüche an das Einzelprodukt kann man sagen, daß sich der DDR-Bürger in seinem Verhalten nicht grundlegend von den Bewohnern benachbarter Staaten unter-

Tabelle 5
Verbrauch an ausgewählten Nahrungsmitteln und Nährstoffen in einigen sozialistischen und kapitalistischen Ländern

	DDR[1] 1970	BRD[2] 1970/71 vorl.	CSSR[3] 1969	Österreich[4] 1969/70	UdSSR[5] 1970	USA[4] 1970
Fleisch u. -erzeugnisse	66.1	78.5	68,9	77,0	48,0	113,2
Fisch u. -erzeugnisse, eff.	11.9	11,2 a)	4.8	3,7	...	6,6
Milch u. -erzeugnisse	98,5	91.3	191.8	198.9	307,0	251,5
Eier	239	290	224	263	158	329
Mehl u. Nährmittel	97,3	65,1	124,6	92,3	149,0	64,2
Fette u. Öle, Fettwert	27.7	26,2	14.9	25,2	...	24,1
Zucker	34,4	33.8	35,6	33,6	38,8	51,1
Kartoffeln	153,5	100,0	88.8	70,4	130,0	55,1
Gemüse	84.8	70,0	96,9	66,1	83,0	116,1
Obst	55,5	91,7	40.9	105.5	...	100,7

[1] Stat. Jb. der DDR, 1972, S. 353.
[2] Stat. Jb. der BRD, 1972, S. 497; a) Fanggewicht.
[3] Angaben aus dem Institut für Ernährung, Prag.
[4] FAO: Production Yearbook, Rom, Vol. 25, 1971, S. 435ff.
[5] Stat. Jb. des RGW, Moskau 1970, S. 69–71.

scheidet. Wenn auch, wie Tab. 5 ausweist, in anderen Ländern, bezogen auf einzelne Nahrungsmittelgruppen, abweichende absolute Verbrauchsmengen vorliegen, so sind die Verbrauchstendenzen doch übereinstimmend.

Da für den Verbrauch an Lebensmitteln objektive Grenzen gezogen sind, ergibt sich die Frage nach der weiteren Entwicklung. Sie läßt sich nur grob skizzieren und hängt ganz entscheidend davon ab, in welchem Tempo sich die Prinzipien einer zweckmäßigen Ernährung im Bewußtsein der Bürger „einnisten“. Mit einiger Sicherheit aber kann mit folgendem gerechnet werden:

1. Der Kalorienverbrauch wird nicht weiter ansteigen. Unter ernährungswissenschaftlichem Aspekt genügt das aber noch nicht. Da bei weiter sinkender körperlicher Belastung der Organismus weniger Energie verausgabt, muß die Zufuhr gedrosselt werden.

2. Der Verbrauch an Eiweiß, speziell von Eiweiß tierischer Herkunft, wird ansteigen, bis etwa insgesamt 100 g/Pers./Tag verbraucht werden. Daraus erwachsen neue Anforderungen an die Nahrungsmittelproduktion.

3. Die Summe des Verbrauchs an Obst, Gemüse und Kartoffeln wird etwa konstant bei 280 kg/Pers./Jahr bleiben, sich aber in Richtung Gemüse und Obst verschieben. Dem wird insbesondere die Lagerwirtschaft Rechnung tragen müssen.

Unsere Wirtschaft bietet die Voraussetzungen, eine optimale Versorgung mit Nahrungsmitteln zu gewährleisten. Allerdings werden noch nicht alle Quellen hinlänglich erschlossen. Hier liegt noch eine wichtige Zukunftsaufgabe, gilt es doch, von der Produktion über die be- und verarbeitende Industrie und den Handel bis zum Konsumenten den Material- und Informationsfluß sowie die ökonomischen Regelungen so zu gestalten, daß in absehbarer Zeit eine rationelle, also eine ökonomisch, biologisch und psychologisch gleichermaßen befriedigende Ernährung erreicht werden kann.

Dr. habil. H. E. Schmidt
Zentralinstitut für Ernährung
Potsdam-Rehbrücke
der AdW der DDR

Beeinflussen Einkommen und Haushaltsgröße den Lebensmittelverbrauch und die Kalorienzufuhr?

M. Möhr und G. Pose

Lebensmitteleinkauf und Nahrungsaufnahme werden im häuslichen Bereich von verschiedenen Faktoren mitbestimmt. Die Höhe der Ernährungsausgaben eines Haushaltes hängt z. B. ab vom Haushaltseinkommen, von der Haushaltsgröße (Zusammensetzung der Familie, Alter der Haushaltsangehörigen), von der Berufstätigkeit der Haushaltsmitglieder, von individuellen oder kollektiven Verbrauchsgewohnheiten und Verhaltensweisen, von regionalen oder soziologischen Unterschieden, von der Art und Menge der Eigenerzeugung (z. B. Genossenschaftsbauern, Kleingärtner), von den Einkaufsmöglichkeiten oder der spezifischen Versorgungssituation. Im besonderen Maße korreliert der Lebensmittelverbrauch mit der Höhe des Haushaltseinkommens, das durch die Haushaltsstruktur mitbestimmt wird. Nach der von Engel bereits im vergangenen Jahrhundert aufgezeigten Gesetzmäßigkeit nehmen die Ausgaben für Lebensmittel bei steigendem Einkommen prozentual ab — in ihrer absoluten Höhe steigen sie jedoch an. Mit den finanziellen Ausgaben für die Ernährung ändern sich die Menge und häufig auch die Qualität der gekauften Lebensmittel. Dies wirkt sich auch in der Zufuhr an Kalorien und Nährstoffen aus. In repräsentativen Ernährungsuntersuchungen, die von der Abteilung Ernährungssoziologie des Zentralinstituts für Ernährung in Zusammenarbeit mit der Staatlichen Zentralverwaltung für Statistik durchgeführt wurden, werden derartige Zusammenhänge analysiert. Die Erhebungen fanden in den Jahren 1968—1970 in allen 15 Bezirken der DDR statt. Sie beziehen sich auf 950 Arbeiter- und Angestelltenhaushalte, auf 490 LPG-Haushalte und auf 195 Rentnerhaushalte.

Vergleiche zum Pro-Kopf-Verbrauch

Die Statistischen Jahrbücher der DDR sowie andere volkswirtschaftliche Berechnungen des Lebensmittelkonsums weisen zumeist nur den durchschnittlichen Pro-Kopf-Verbrauch an Lebensmitteln aus. In ihnen wird der Gesamtumsatz an Lebensmitteln in der DDR auf die Bevölkerung und die Einzelperson bezogen — ohne Berücksichtigung des Alters, des Geschlechts oder der soziologischen Zugehörigkeit. Die Abbildung 1 gibt einige Daten des Pro-Kopf-Verbrauchs aus dem Berichtszeitraum wieder. Vergleicht man die Angaben der Abbildung 1 mit denen

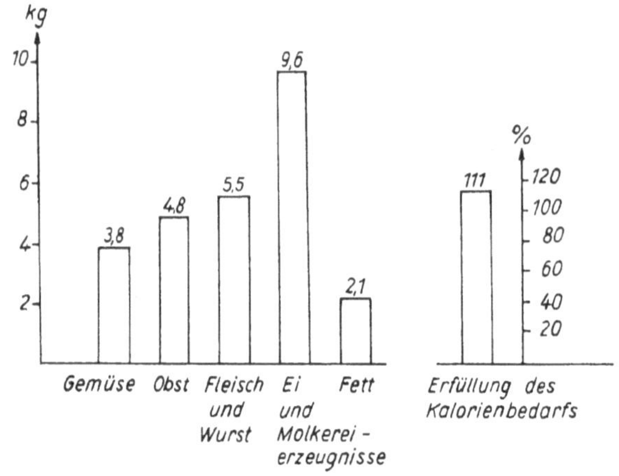

Abb. 1. Monatlicher Pro-Kopf-Verbrauch für einige Lebensmittel und prozentuale Erfüllung des Gesamtbedarfs in der DDR (1969/1970)

der folgenden Abbildungen, so kann man sehr schnell erkennen, daß der Lebensmittelverbrauch sowohl in Abhängigkeit von der soziologischen Struktur (Arbeiter und Angestellte, Genossenschaftsbauern, Rentner) als in Abhängigkeit vom Einkommen und von der Haushaltsstruktur mit den Werten des durchschnittlichen Pro-Kopf-Verbrauchs nicht mehr übereinstimmt.

Dies wird mit den folgenden Untersuchungen sowohl für einzelne Nahrungsmittel als auch für den Gesamtkalorienverzehr belegt werden.

Für bestimmte Bevölkerungsgruppen, für die Familie oder für eine Einzelperson haben daher die Daten des durchschnittlichen Pro-Kopf-Verbrauchs keine Relevanz. Sie sind volkswirtschaftliche Berechnungsgrößen, berücksichtigen aber nicht die spezifische Ernährungssituation in den verschiedenen gesellschaftlichen und sozialen Bereichen der Bevölkerung. Dies muß bei einer Interpretation der Pro-Kopf-Verbrauchsangaben entschieden berücksichtigt werden.

Im folgenden werden die Untersuchungen besonders über den Verbrauch von Fleisch- und Fetterzeugnissen sowie den gesamten Kalorienverbrauch diskutiert.

Fleischverbrauch und Kalorienzufuhr

Der Fleischverbrauch (einschl. Fleischwaren und Wurst) steigt in allen drei Haushaltstypen mit dem

Einkommen (Abb. 2). Allerdings sind die Anstiege bei den Rentnern entsprechend der kleineren Einkommensdifferenzierung geringer. Im Mittel gibt es keine wesentlichen Verbrauchsunterschiede zwischen

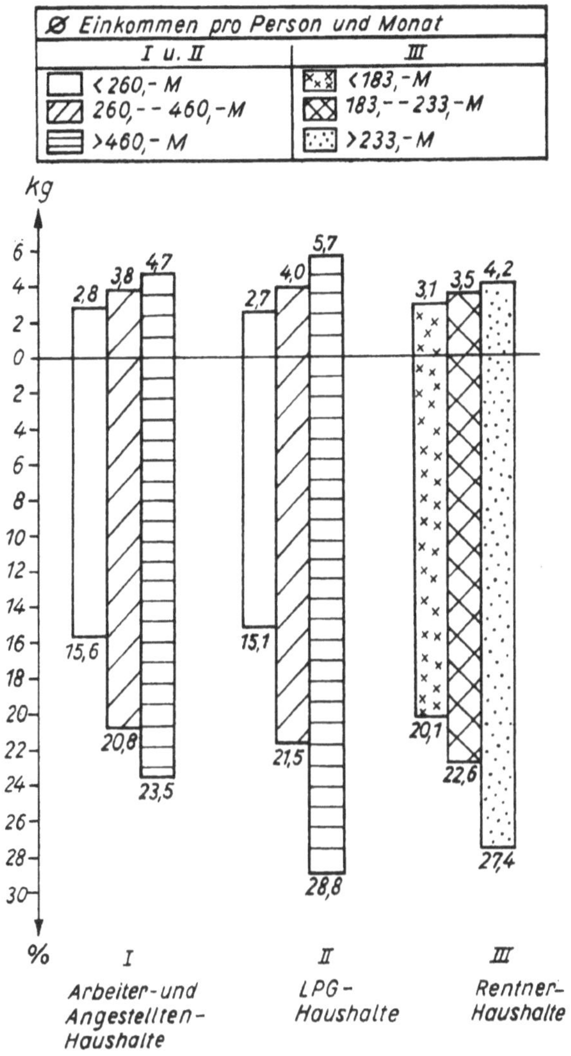

Abb. 2. Fleischverbrauch pro Person und Monat und prozentualer Anteil am Kalorienbedarf in verschiedenen Bevölkerungsgruppen der DDR in Abhängigkeit vom Einkommen

den drei Haushaltstypen. Lediglich in den LPG-Haushalten mit hohem Monatseinkommen überragt der Fleischkonsum die Werte der Vergleichsgruppen. Auch in den Rentnerhaushalten wird bei geringerem Durchschnittseinkommen ebensoviel Fleisch verzehrt wie in den Arbeiter- und Angestelltenhaushalten mit höherem Absoluteinkommen. Dies ist auch darauf zurückzuführen, daß die Rentner prozentual höhere Anteile ihres Einkommens für die Ernährung ausgeben (45—57%), als dies in den Arbeiter- und Angestelltenhaushalten der Fall ist (28%).

Bemerkenswert ist, daß ein monatlicher Fleischkonsum von etwa 3 kg bis 4,5 kg immerhin ausreicht, rund 1/5 bis 1/4 des gesamten Energiebedarfs zu decken (Abb. 2, untere Säulengraphik). Mehr Fleisch erhöht also die Kalorienzufuhr, wenn dabei nicht stärker auf kalorienärmere Sortimente zurückgegriffen werden kann.

Mit zunehmender Haushaltsgröße sinkt der durchschnittliche Fleischkonsum pro Person und Monat (Abb. 3). Der geringe Anstieg bei den Rentnerhaushalten ergibt sich daraus, daß das durchschnittliche Einkommen und die Geldausgaben für Lebensmittel nur in den 2-Personen-Rentnerhaushalten etwas

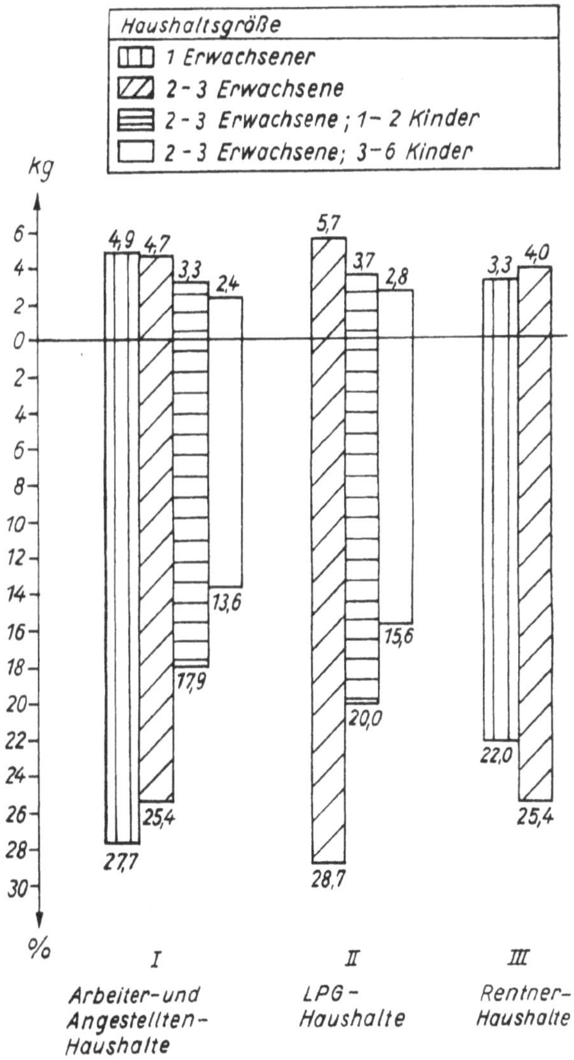

Abb. 3. Fleischverbrauch pro Person und Monat und prozentualer Anteil am Kalorienbedarf in verschiedenen Bevölkerungsgruppen der DDR in Abhängigkeit von der Haushaltsgröße

höher sind, während sie sonst mit zunehmender Haushaltsgröße im allgemeinen abnehmen.

Eier, Milch und Molkereierzeugnisse

Arbeiter- und Angestelltenhaushalte sowie Rentnerhaushalte haben im Mittel etwa den gleichen Verbrauch an Eiern, Milch und Milcherzeugnissen. Abhängigkeiten vom Einkommen und von der Haushaltsgröße sind in der typischen, schon vorher besprochenen Verlaufsfolge nachweisbar.

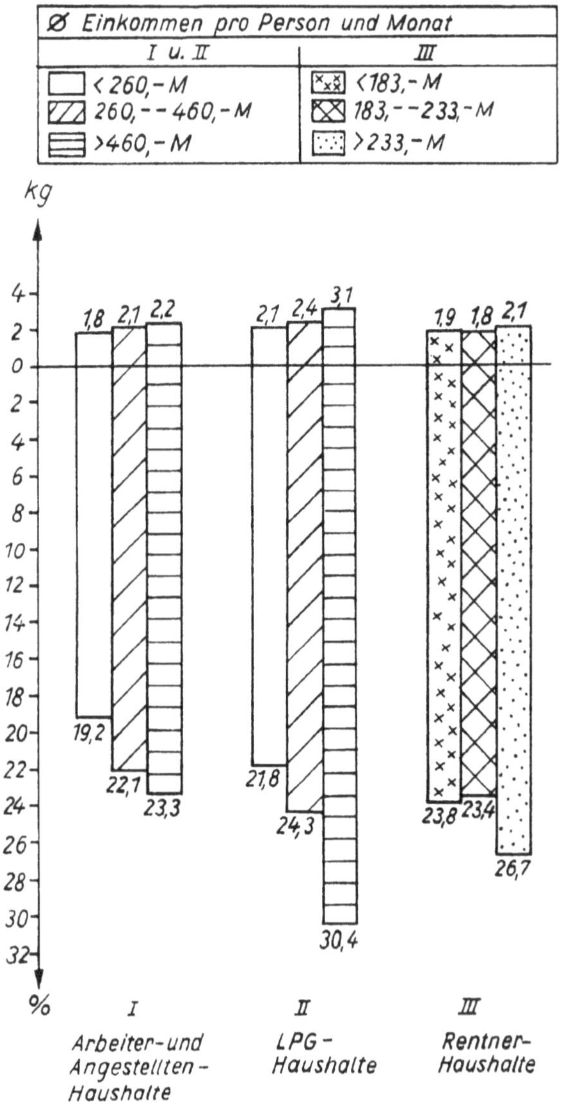

Abb. 4. Fettverbrauch pro Person und Monat und prozentualer Anteil am Kalorienbedarf in verschiedenen Bevölkerungsgruppen der DDR in Abhängigkeit vom Einkommen

Rund 10% des Tagesenergiebedarfs stammen aus dieser Lebensmittelposition.

Kalorien aus dem Fettverzehr

Sichtbare Nahrungsfette (z. B. Butter, Margarine, Öl, Schmalz) liefern bei einem durchschnittlichen Mengenverbrauch von ca. 2 kg pro Monat bereits 20% bis 25% des notwendigen Energiebedarfs (Abb. 4 und 5). Sie sind also unsere energiereichsten Lebensmittel. Jede Steigerung im Verzehr hat erhebliche Auswirkungen auf die Kalorienzufuhr. So läßt z. B. die Erhöhung des Fettverzehrs von 2,1 kg auf 3,1 kg in Abhängigkeit vom Einkommen in den LPG-

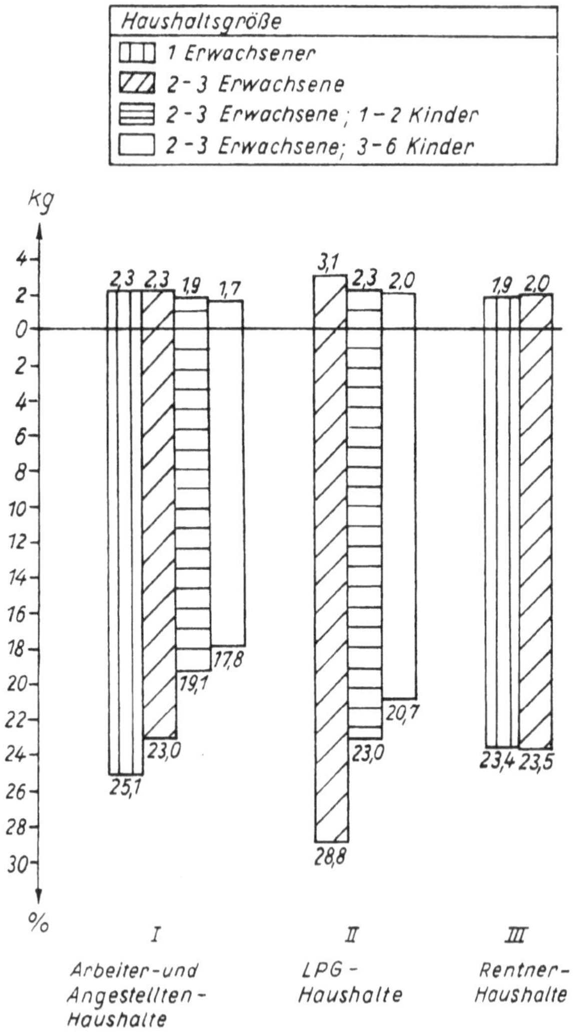

Abb. 5. Fettverbrauch pro Person und Monat und prozentualer Anteil am Kalorienbedarf in verschiedenen Bevölkerungsgruppen der DDR in Abhängigkeit von der Haushaltsgröße

Haushalten (Abb. 4) den Anteil am Energiebedarf von 21,8% auf 30,4% ansteigen. Ferner ist zu bedenken, daß die sichtbaren Nahrungsfette nur knapp die Hälfte der Gesamtfettzufuhr ausmachen. Der Fettgehalt aus anderen Lebensmitteln liefert mindestens nochmals die gleiche Menge an Fetten, so daß die Fette insgesamt etwa 45% bis mehr als 50% der Gesamtkalorien unserer Kost liefern. Weniger wäre volksgesundheitlich besser!

Prozentuale Erfüllung des Gesamtkalorienbedarfs

Faßt man den Kaloriengehalt von allen verzehrten Lebensmitteln über einen gewissen Zeitraum zusammen, so erhält man den Energiewert der gesamten Nahrung, der sich auch für einen Tag berechnen läßt. Vergleicht man diese durchschnittliche tägliche Kalorienaufnahme mit ernährungsphysiologisch begründeten Energiebedarfswerten, so kann man erkennen, inwieweit Übereinstimmungen oder Abweichungen bestehen. In den Abbildungen 6 und 7 sind die ernährungsphysiologischen Kalorienrichtsätze für die jeweiligen Haushaltsgruppen als 100% gesetzt. Mit

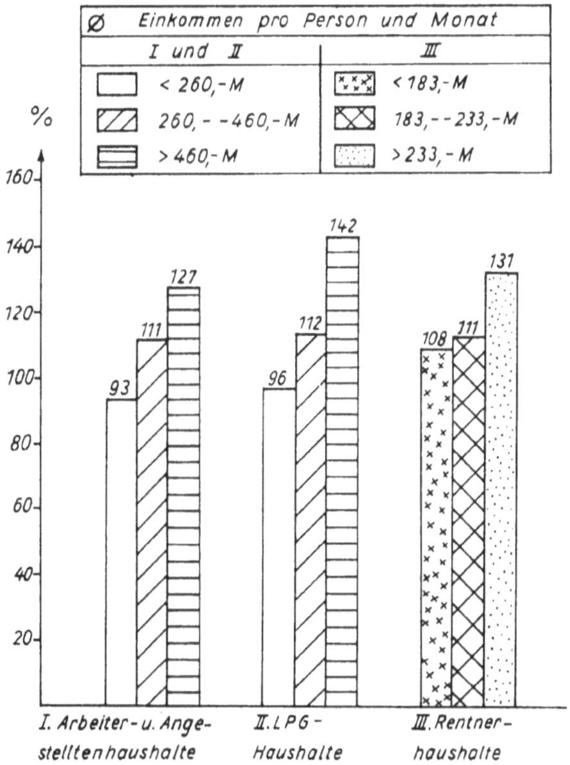

Abb. 6. Prozentuale Erfüllung des Kalorienbedarfs in verschiedenen Bevölkerungsgruppen der DDR in Abhängigkeit vom Einkommen

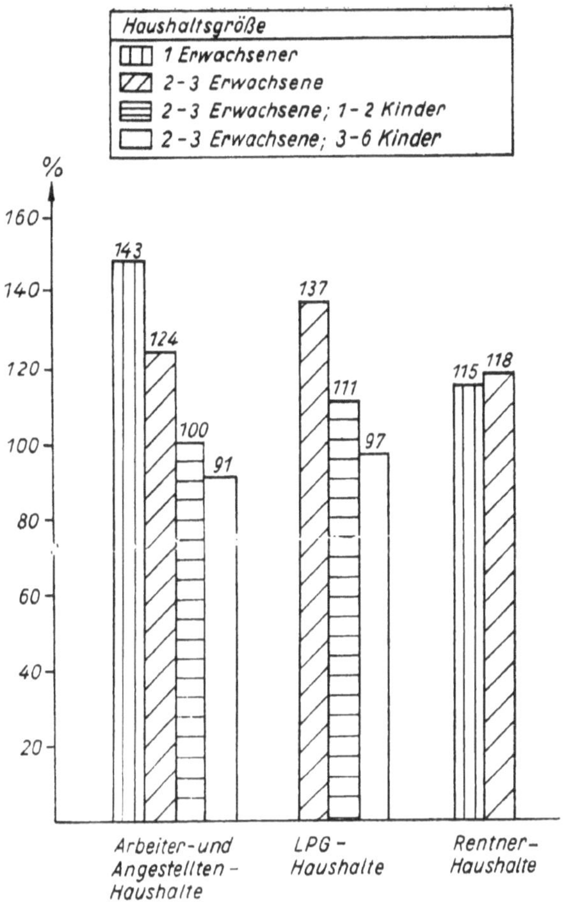

Abb. 7. Prozentuale Erfüllung des Kalorienbedarfs in verschiedenen Bevölkerungsgruppen der DDR in Abhängigkeit von der Haushaltsgröße

steigendem Einkommen werden sie immer stärker überschritten, d. h. die Ernährung wird mehr und mehr überkalorisch (Abb. 6). Nur in den unteren Einkommensgruppen kann die Nahrungsaufnahme als kalorisch ausgeglichen gelten. Ähnlich liegen die Verhältnisse in Abhängigkeit von der Haushaltsgröße (Abb. 7). Von Einzelpersonen oder kleinen Familien wird der Kalorienbedarf erheblich überschritten. Auch die Rentner essen im Mittel mehr, als es ihrem energetischen Bedarf entspricht. Auf die Dauer ist diese Situation für den Gesundheitszustand nachteilig. Eine Reduzierung der täglichen Kalorienzufuhr auf die ernährungsphysiologischen Bedarfswerte wäre aus persönlicher, volksgesundheitlicher und sozialmedizinischer Sicht von Vorteil.

Neuere Ernährungsuntersuchungen setzen Nahrungsaufnahme und Ernährungsweise auch in Beziehung zum Ernährungszustand, wobei das Körpergewicht eine große Rolle spielt. Kalorische Überernährung läßt in der Regel das Körpergewicht ansteigen,

und bei Unterernährung sinkt es. Die Problematik des ansteigenden Übergewichts wird um so aktueller, je „besser" wir leben, je hochkalorischer und je mehr wir essen.
Übergewicht und Fettsucht sind ein besonderes Phänomen unserer Ernährungssituation, das nicht nur im Alter auftritt, sondern auch in jüngeren Jahren zunehmend an Verbreitung gewinnt. Erhöhtes Einkommen und Wohlstand sind also keineswegs eine Garantie für eine richtige Ernährung; vielmehr bringen der Luxuskonsum und die kalorische Überernährung gesundheitliche Risiken sowie persönliche und volkswirtschaftliche Nachteile. In der Ernährungspraxis des einzelnen und der Familie kommt es darauf an, aus der großen Palette der angebotenen Lebensmittel diejenigen bewußter auszuwählen, die den physiologischen Ernährungsbedürfnissen besser gerecht werden. Dazu sind noch mehr Informationen, Aufklärungen und Verbraucherberatungen notwendig.

Dr. sc. M. Möhr und Dr. G. Pose
Zentralinstitut für Ernährung
Potsdam-Rehbrücke
der AdW der DDR

Der Warenzeichenverband „Diätetische Erzeugnisse" und die Produktion der Sortimente „Nahrung nach Maß"

F. Schmidt

Die gesunde Ernährung wird immer mehr zum Bestandteil einer von der ganzen Gesellschaft getragenen und vom sozialistischen Staat geforderten sozialistischen Lebensweise. Dieser Grundgedanke spiegelt sich insbesondere in den Dokumenten des VIII. Parteitages wider. Unser Staat tut alles, um die Vorteile unserer sozialistischen Produktionsverhältnisse für die Entwicklung einer gesunden Ernährung und Lebensweise zu nutzen.
Im Beschluß des Ministerrates vom 1. 3. 1972 wurden die Aufgaben der weiteren Entwicklung einer gesunden Ernährung festgelegt und für die einzelnen Volkswirtschaftszweige konkretisiert. Dabei geht es immer mehr um die Herstellung der Einheit einer koordinierten Gesundheitserziehung und Ernährungsaufklärung der Bevölkerung mit der Entwicklung eines der gesunden Ernährung dienenden Warenangebots.
Der Warenzeichenverband leistet im Rahmen dieser langfristigen Aufgabenstellung einen wesentlichen Beitrag. Er organisiert im Auftrage seiner Mitglieder die Zusammenarbeit zwischen den Einrichtungen und Organen des Gesundheitswesens, der Ernährungswissenschaft und den Betrieben und Organen der Produktion und des Handels mit dem Ziel, die Versorgung der Bevölkerung mit diätetischen Erzeugnissen sowie Erzeugnissen der gesunden Ernährung weiter zu verbessern. Damit verbindet der Verband zugleich die ihm obliegenden schutzrechtspolitischen Aufgaben.

Der Warenzeichenverband nimmt insbesondere Einfluß auf

— die Koordinierung der Aufgaben der Forschungs- und Entwicklungsarbeiten bei Austauschstoffen, der Produktforschung bei kalorienreduzierten Erzeugnissen sowie deren Überleitung in die Produktion,

— den wissenschaftlich-technischen Erfahrungsaustausch und auf Problemlösungen auch auf internationalem Gebiet,

— die Produktion, den Vertrieb, die Qualität, die Verpackung und die Kennzeichnung diätetischer Erzeugnisse,

— die weitere Entwicklung eines ernährungsphysiologisch begründeten Standardsortimentes für Kindernahrung,

— die Lösung von Standardisierungsaufgaben,

— eine zielgerichtete Qualifizierung und Öffentlichkeitsarbeit.

Er widmet sich einer planmäßigen Schutzrechtspolitik, dabei besonders

— der Sicherung einer hohen Erzeugnisqualität,

— der Entwicklung, rechtlichen Sicherung, Überwachung und Durchsetzung von Verbandszeichen,

— der einheitlichen Kennzeichnung der Lebensmittel mit Verbandszeichen,

— der Herausgabe von Anwendungsvorschriften für die Verbandszeichen und der Festlegung der erforderlichen Qualitätsparameter.

Die Arbeit des Verbandes konzentrierte sich bisher auf folgende Schwerpunkte:

● Begonnen wurde unter Leitung des Zentralen Warenkontors „Waren täglicher Bedarf" (ZWK

„WtB“) mit dem Komplex Säuglingsfertignahrung auf Milch-, Obst- und Gemüsebasis, der bereits überall bedarfsgerecht angeboten wird. Im Verlaufe weniger Jahre wurde dazu in der DDR ein ganzer Industriezweig entwickelt, der 33 Sorten Kindernahrung in einer Menge von fast 35 kt herstellt.
Die reichhaltige, qualitativ hochwertige und international anerkannte Palette dieser Erzeugnisse hat neben der Verbesserung der medizinischen Betreuung maßgeblichen Einfluß auf die Senkung der Säuglingssterblichkeit und auf die Erleichterung der Hausarbeit der Mütter sowie auch auf die Arbeit in Kinderkrippen, -gärten, -heimen und anderen Kinderpflegeeinrichtungen.

• Als 2. Schritt wurde eine Sortimentspalette für Diabetiker unter dem einheitlichen Warenzeichen „Sucrosin“ (ohne Zucker) entwickelt und ins Angebot des Handels gebracht. Im Verlaufe von 3 Jahren wurden 80 neue Erzeugnisse entwickelt, kurzfristig in die Produktion überführt und versorgungswirksam gemacht. Bis auf einige Erzeugnisse der obst- und gemüseverarbeitenden Industrie und Diabetikerbier hat die Produktion die Voraussetzungen für die Bedarfsdeckung für 1973 geschaffen. 1972 wurde eine Umsatzsteigerung auf 108% gegenüber 1971 erreicht. Der Umsatz an Kindernahrungsmitteln und Diabetikererzeugnissen betrug 1972 bereits über 800 Mio M.

• Als 3. Schritt ist vorgesehen, eine Fett- und Zuckerreduzierung in herkömmlichen Erzeugnissen — bei Sicherung der Qualität und Gewährleistung eines guten Geschmacks — vorzunehmen, um den Kaloriengehalt zu senken.
Mit der Margarinesorte „Cama“, fettreduzierten Wurstkonserven, Geflügelerzeugnissen, einem erhöhten Angebot an Magermilcherzeugnissen, an zuckerreduzierten Obstkonserven und kalorienreduzierten Back- und Konditoreiwaren ist das Angebot von Lebensmitteln, die der gesunden Ernährung förderlich sind, wesentlich bereichert worden.
Auf der Grundlage einer Vereinbarung mit dem Zentralinstitut für Ernährung über die kooperative Zusammenarbeit auf dem Gebiet der Grundlagenforschung und der anwendungstechnischen Erprobung von Fett- und Zuckeraustauschstoffen für kalorienreduzierte Lebensmittel sowie einer Vereinbarung mit dem Institut für Zellstoff und Papier Heidenau über den Einsatz von Zelluloseprodukten in Lebensmitteln sichert der Verband die Koordinierung der volkswirtschaftlichen Möglichkeiten und Kapazitäten auf diesem Gebiet. Damit nimmt der Warenzeichenverband auf die schnelle Überführung der Forschungsergebnisse in die Produktion, auf die Produktforschung nach ernährungswissenschaftlichen Dringlichkeiten und Rangfolgen und auf die Steuerung des Einsatzes von Austauschstoffen Einfluß.
Mit dem vom Verband entwickelten Warenzeichen ON® (optimierte Nahrungsmittel) werden alle die Lebensmittel gekennzeichnet, die einer gesunden, zweckbestimmten Ernährung bei gleichbleibender hoher Qualität dienen. Die farbige Kennzeichnung orientiert den Verbraucher auf seinen bestimmungsgemäßen Verzehr.
Bisher wurde ca. 130 Erzeugnissen (**ON®** „Fürs Kind“, **ON®** „Sucrosin“, **ON®**„Kalorienreduziert“) das in allen RGW-Staaten registrierte Warenzeichen verliehen. Seine Vergabe erfolgt auf der Grundlage des vom Amt für Standardisierung, Meßwesen und Warenprüfung entwickelten Qualitätssicherungssystems. Das Ziel der Anwendung des Warenzeichens ON® besteht insbesondere darin, dem Käufer

— die im Sinne einer gesunden bzw. kalorienreduzierten Ernährung physiologisch und diätetisch hochwertigen Erzeugnisse sofort erkennbar zu machen,
— eine hohe Qualität der Erzeugnisse zu garantieren.

Damit wird gleichzeitig über das besonders gekennzeichnete Warenangebot eine gezielte Ernährungserziehung erreicht. Die zielgerichtete Einflußnahme auf die Entwicklung der Sortimente ‚Nahrung nach Maß‘ ist eine der wesentlichen Aufgaben des Verbandes.
Die wachsende Verantwortung des Warenzeichenverbandes für die Lösung volkswirtschaftlicher Grundprobleme der Ernährung macht es erforderlich, mit allen an diesem Prozeß beteiligten Institutionen zusammenzuarbeiten.

Der Warenzeichenverband „Diätetische Erzeugnisse e. V.“ ist eine Vereinigung aus z. Z. über 70 meist gesellschaftlichen Mitgliedern. Dazu zählen

— Staatliche Organe,
— wissenschaftliche Einrichtungen,
— Vereinigungen Volkseigener Betriebe (VVB),
— zentrale handelsleitende Organe,
— Produktionsbetriebe,
— Großhandelsbetriebe und
— hervorragende Persönlichkeiten.

Zur sachkundigen Vorbereitung und Durchführung seiner Aufgaben wurden Fachausschüsse gebildet, die Einzelprobleme bearbeiten:
Fachausschuß „Forschung und Entwicklung“
Fachausschuß „Qualität“
Fachausschuß „Produktion, Absatz, Außenwirtschaft“
Fachausschuß „Vertriebsgestaltung“
Fachausschuß „Qualifizierung“

Fachausschuß „Werbung und Öffentlichkeitsarbeit“
Fachausschuß „Recht“.

In Auswertung der Mitgliedervollversammlung 1973 konzentriert sich der Verband bis 1975 auf folgende Aufgaben:

1. Weiterentwicklung der Produktion von Säuglingsfertignahrung, Diabetikerlebensmitteln und sonstigen diätetischen Erzeugnissen mit dem Ziel, langfristige stabile volkswirtschaftliche Lösungen zu entwickeln.

2. Beschleunigung des Tempos bei der Umgestaltung der Verpackung unter dem Gesichtspunkt der ON®-Kennzeichnung und vom Standpunkt der Erhöhung des Informationsgehaltes.

3. Weiterführung der Standardisierungsaufgaben auf der Grundlage der Richtwerte des Amtes für Standardisierung, Meßwesen und Warenprüfung bei gleichzeitiger Sicherung einer guten Erzeugnisqualität.

4. Weiterentwicklung der Vertriebsgestaltung unter dem Gesichtspunkt der perspektivischen Einordnung der Sortimente der gesunden und diätetischen Ernährung in die Sortimentsgestaltung des Einzelhandels und Großhandels.

5. Erhöhung der Aktivität zur Lösung der ökonomischen Probleme bei Erzeugnissen der gesunden und diätetischen Ernährung.

6. Mitwirkung bei der Festlegung der Rang- und Reihenfolge der Forschung und Entwicklung kalorienreduzierter Lebensmittel und Beratung von Maßnahmen für die schnelle Überführung der Forschungsergebnisse in die Produktion.

Bei der Durchführung dieser Aufgaben geht es uns nicht darum, die Verantwortung den staatlichen Organen abzunehmen, sondern durch die koordinierte Tätigkeit des Verbandes an Grundsatzentscheidungen mitzuwirken und Vorschläge für die Lösung zu unterbreiten und auch selbst Lösungsbeispiele zu entwickeln.
Dis bisher erreichten Ergebnisse bestätigen die Notwendigkeit und Richtigkeit des koordinierten Vorgehens auf dem Gebiet der gesunden Ernährung. Damit leistet der Warenzeichenverband „Diätetische Erzeugnisse“ einen wichtigen Beitrag bei der Verbesserung der Versorgung und der Ernährungserziehung der Bevölkerung.

F. Schmidt
Warenzeichenverband
„Diätetische Erzeugnisse“ der DDR e. V.
Berlin

„Cama“ - ein Bestandteil der täglichen maßvollen Ernährung

W. Paul

Warum „Cama“?

Die Entwicklung der neuen kalorienreduzierten Margarine „Cama“ beinhaltete die Zielstellung, einen Beitrag zur gesünderen Gestaltung der Fetternährung der Bevölkerung der DDR zu leisten.

Verwendung der „Cama“

Seit Juni 1971 ist dieses Erzeugnis im Angebot des Handels. Die seit dieser Zeit gesammelten Erfahrungen auf Grund von Befragungen von Bürgern in allen Teilen der Republik sowie umfangreicher klinischer Tests und Untersuchungen in Einrichtungen des Gesundheitswesens und im Zentralinstitut für Ernährung, Potsdam-Rehbrücke, lassen die Schlußfolgerungen zu, daß die „Cama“ nicht nur in der täglichen Kost gesunder Menschen aller Bevölkerungsgruppen, sondern auch in der kranker Menschen eine breite Anwendung finden kann. So wird z. B. in einem Gutachten des Zentralinstitutes für Diabetes „Gerhard Katsch“, Karlsburg, die Verwendung der „Cama“ in der Kost von Diabetikern und insbesondere auch für Diabetiker und Nichtdiabetiker mit Arteriosklerose sowie mit Übergewichtigkeit empfohlen. Auch bei Patienten mit chronischen Erkrankungen des Gastrointestinaltraktes, der Leber, der Nieren sowie bei Patienten mit Hyperlipoproteidämie ergaben die klinischen Tests und Untersuchungen während der Verabreichung der jeweiligen Diäten, unter Verwendung von „Cama“ als Streichfett in täglichen Mengen von 25 g bis 170 g bei isokalorischem Austausch von Butter, keine Einschränkungen der Verträglichkeit.

Zusammensetzung und Eigenschaften der „Cama"

Durch die Reduzierung des Fettgehaltes auf 40% gegenüber 80% bei konventionellen Margarinesorten wird der physiologische Brennwert von ca. 750 auf ca. 370 kcal für 100 g „Cama" vermindert. Die Fettkomposition wurde nach den neuesten ernährungsphysiologischen Erkenntnissen entwickelt; verwendet werden Sonnenblumenöle mit hohen Anteilen an essentiellen Fettsäuren, sowie leicht verdauliches Kokosfett.
Das Fettsäurespektrum besteht aus

40% gesättigten Fettsäuren der Kettenlängen C_8 bis C_{18}
28% Ölsäure
32% Linolsäure

Durch den Gehalt an 32% der essentiellen Linolsäure sowie dem Vorhandensein einer ausreichenden Menge Vitamin E wird die Resorption optimal gesteuert; die gesamte Fettzusammensetzung gewährleistet eine gute Verdaulichkeit im menschlichen Körper.
Bedeutungsvoll für eine gesunde Ernährung ist weiterhin die über das ganze Jahr gleichbleibende Vitaminierung.

100 g „Cama" enthalten:

2500 I.E. Vitamin A (davon 1100 I.E. in Form des β-Carotins)
100 I.E. Vitamin D_2
10 I.E. Vitamin E

Für die ernährungsphysiologische Beurteilung eines hochwertigen Speisefettes, besonders für die unmittelbare Verwendung als Brotaufstrich, ist weiterhin die Kenntnis seiner Struktur sowie seines Schmelzes von Bedeutung. So ist es bei der „Cama" gelungen, durch die Entwicklung eines speziellen technologischen Verfahrens, die sogenannte Wasser-in-Fett-Emulsion (wie sie bei allen emulgierten Speisefetten vorwiegend vorliegt) in einer sehr gleichmäßigen Struktur zu erhalten. Mikroskopische Untersuchungen bei 1000facher Vergrößerung zeigten, daß mindestens 85% der Wassertröpfchen im Fettgemisch einen Durchmesser von weniger als 5 μm haben.
Der Schmelzbereich der Fettkomposition der „Cama" liegt bei +24 bis +26 °C und damit weit unter der menschlichen Körpertemperatur; dadurch wird ihre gute Bekömmlichkeit ebenfalls positiv beeinflußt. Die Aromatisierung erfolgt mit speziellen wasser- und fettlöslichen Aromakombinationen, wobei zur Abrundung der geschmacklichen Note geringe Mengen an Milchsäure, Zitronensäure sowie Speisesalz zugegeben werden.

Alle Komponenten der „Cama" werden pasteurisiert, so daß bei gleichzeitiger Einhaltung strengster hygienischer Bedingungen während des gesamten Produktionsablaufes bis zum automatisch in Plastbechern abgefüllten Finalprodukt eine gleichbleibend gute Qualität und Haltbarkeit gewährleistet ist. Bei sorgsamer Behandlung und kühler Lagerung zwischen 0 und +10 °C ist die „Cama" garantiert 24 Tage haltbar und behält selbst bei Kühlschranktemperaturen ihre hervorragende Streichfähigkeit.
Zusammenfassend ist festzustellen, daß mit der kalorienreduzierten Delikateßmargarine „Cama" erstmalig in der DDR ein Speisefett auf dem Markt ist, das zu einem festen Bestandteil der täglichen maßvollen Ernährung für viele Menschen aller Bevölkerungsschichten unserer Republik geworden ist, ohne daß hierbei Eßgewohnheiten aufgegeben werden mußten; der Verbrauch von ca. 15000 t „Cama" im Jahre 1972 beweist diese Feststellung.
„Cama" trägt das Zeichen „ON®" (optimierte Nahrung) des Warenzeichenverbandes „Diätetische Erzeugnisse" der DDR e. V.

Dr. W. Paul
Institut für die Öl- und Margarineindustrie
Magdeburg

Tagungen – Mitteilungen

Bericht über die Europäische Ernährungskonferenz vom 10.-14. Juli 1973 in Cambridge (Großbritannien)

H. Schmandke

Die Konferenz wurde im Auftrage der International Union of Nutrition Sciences von der British Nutrition Society durchgeführt und befaßte sich mit folgenden Themen:

– Menschliche Fettsucht

– Die Organisation der Ernährungsforschung in europäischen Ländern

– Die Ernährung junger Nutztiere

– Fortschritte in der Beurteilung des Vitaminstatus am Menschen.

Hier sollen in Form eines Kurzberichtes die wichtigsten behandelten Probleme auf dem Gebiet der Humanernährung wiedergegeben werden:

1. Menschliche Fettsucht

Übereinstimmend wurde die Meinung vertreten, daß die Adipositas als Folge einer Überbilanz angesehen werden muß, wobei die Frage nach den Ursachen von Hyperphagie und Hypomotilität offen blieb. Die bereits mitgeteilten Befunde, wonach bei den Adipösen zwei Formen der Fettgewebsvermehrung möglich sind, die Hyperplasie und die Hypertrophie der Fettzellen, wurden erneut bestätigt. Die vertretene Auffassung, daß die Zahl der Fettzellen bei einem Teil der Adipösen unverändert bleiben soll, wurde in der Diskussion angezweifelt.
Weiterhin wurde über verschiedenartig angelegte Stoffwechseluntersuchungen bei Fettsüchtigen, insbesondere über die Wechselbeziehungen zwischen Kohlenhydrat- (Stärke, Saccharose, Maltose, Fructose, Glucose) und Fettstoffwechsel (Triglyzeridgehalt, Lipoproteine, Cholesterin) berichtet.
In verschiedenen Beiträgen wurden die Probleme der Therapie diskutiert. Dabei wurde die von Yudkin und anderen Autoren inaugurierte fettreiche Therapie der Fettsucht in ihrem Wert angezweifelt.
Einwände gegen die Behandlung von Adipösen mit Appetitzüglern wurden nicht gemacht, abgesehen von Hinweisen auf Potenzstörungen, die aber auch bestritten wurden.
Die lebensverkürzende Wirkung der Adipositas wurde allgemein betont, obwohl neue Ergebnisse nicht vorgelegt wurden, abgesehen von einer Mitteilung, wonach bei kleineren adipösen Personen die Mortalität höher sein soll.

2. Fortschritte in der Beurteilung des Vitaminstatus am Menschen

Bei Personen mit Erkältungskrankheiten ist ein erniedrigter Ascorbinsäuregehalt im Blutplasma und in den Leukozyten festgestellt worden; Ascorbinsäuregaben von 2 g täglich sollen die Erkältungskrankheiten signifikant verringern. Da eine exakte Definition und damit methodische Standardisierung des Krankheitszustandes „Erkältung" nicht möglich ist, der Dehydroascorbinsäure-Gehalt nicht gemessen und die Wirkung von Dehydroascorbinsäure auf Erkältungskrankheiten ebenfalls bisher nicht geprüft wurde, sollte der Einfluß von Vitamin C auf Erkältungskrankheiten immer noch als nicht bewiesen angesehen werden.
Bei Meerschweinchen ist die Xanthinoxidase und Uricase-Aktivität in der Leber bei verminderter Ascorbinsäurezufuhr verringert. Es hat sich gezeigt, daß durch Bestimmung der Xanthinoxidase-Aktivität eine verringerte Vitamin-C-Zufuhr und durch Bestimmung der Uricase-Aktivität ein Vitamin-C-Mangel feststellbar ist. Dagegen sind im Blutplasma und im Urin die Endprodukte dieser Enzymwirkung, Allantoin und Harnsäure, bei Vitamin-C-Mangel erhöht.
Am Modell des chronischen Alkoholikers wurde bestätigt, daß die Bestimmung der Transketolase-Aktivität in Erythrozyten gute Hinweise über den Thiaminstatus des Menschen ergibt.
Weiterhin wurden Erfahrungen über die Bestimmung des Riboflavinstatus durch Bestimmung der Gluta-

thionreductaseaktivität im Blut vorgestellt. Die Ergebnisse zeigen, daß damit eine einfache und z. Z. die aussagekräftigste Methode vorliegt. Die Methodik ergibt auch beim proteinmangelgeschädigten Organismus richtige Hinweise über den Versorgungszustand mit Riboflavin. Es besteht eine gute Korrelation zwischen den Ergebnissen der Methodik und den klinischen Symptomen eines Riboflavin-Mangels.

Untersuchungen haben ergeben, daß die Bestimmung des Vitamin-B_6-Status am elegantesten durch Bestimmung der Alanin-Aminotransferase in Erythrozyten durch in-vitro-Aktivierung mit Pyridoxal-5-Phosphat erfolgt; beim Menschen ist bei Vitamin-B_6-Mangel so eine deutliche Reduktion der Enzymaktivität meßbar.

Die Bestimmung des proteingebundenen 25-OH-Cholecalciferol im Blutplasma soll eine gute Möglichkeit für die Beurteilung des Vitamin-D-Status darstellen.

Mit Hilfe pharmacokinetischer Methoden konnte man nachweisen, daß unabhängig von der oralen Dosis 12 bis 50% des verabfolgten Retinols im Blut nachweisbar sind. Unverändertes β-Carotin wird bis zu 38% resorbiert; die Resorptionsrate nimmt mit steigender Dosis ab. Vom β-Carotin werden 13% β-Iononeinheiten in Retinol umgewandelt; das Verhältnis zwischen resorbiertem und nicht umgewandeltem β-Carotin und neu gebildetem Retinol ist unabhängig von der verabfolgten β-Carotindosis. Eine zusätzliche α-Tocopherolverabfolgung erhöht die Umwandlungsrate. Der Transport nach der Resorption ins Blut erfolgt in den Chylomikronen und der Fraktion der Lipoproteine geringer Dichte als Retinolester und β-Carotin.

An Enten fand man nach dreiwöchigem Vitamin-E-Mangel mit Hilfe der Elektronenmikroskopie erhebliche Mitochondrienmembranschäden, wobei die Außenmembran stärker als die Innenmembran geschädigt ist. Gaschromatographische Untersuchungen ergaben, daß in den Mitochondrienmembranen das Spektrum der gesättigten Fettsäuren gegenüber denjenigen von normal mit α-Tocopherol versorgten Tieren unverändert ist; die monoungesättigten Fettsäuren sind erhöht, der Linolsäuregehalt ist verringert.

Es wird angenommen, daß die Zellmembranfunktion nur voll realisiert werden kann, wenn in dem Lipid-Proteinkomplex an das Lipid α-Tocopherol fixiert ist; die festeste Bindung wird durch Arachidonsäure und Linolsäure erreicht.

Weitere Untersuchungen haben ergeben, daß durch fettlösliche Vitamine die Struktur und die Funktionen der zellulären Membranen beeinflußt werden. Durch Calciferol- und Retinolgaben erfolgt in vitro ein Übergang von Enzymen in den löslichen Überstand. Die gesteigerte Permeabilität unter Calciferoleinfluß wird mit einer induzierten Peroxydation von ungesättigten Fettsäuren, die freie Radikale bilden, erklärt; im Gewebe wird bei einer Vitamin-D-Hypervitaminose auch ein erhöhter Gehalt an freien Radikalen gefunden.

3. Die Organisation der Ernährungsforschung in europäischen Ländern

Es konnte die Gelegenheit wahrgenommen werden, die Koordinierung und die damit verbundene Konzentration der Ernährungsforschung in der DDR darzulegen. Wie die Diskussion während der Veranstaltung selbst und auch danach zeigte, ist man an unserer Organisationsform, die zu einer entsprechenden Konzentration geführt hat, sehr interessiert und hält sie für vorbildlich.

Die Ausbildung auf dem Fachgebiet „Ernährung des Menschen“ ist in den einzelnen europäischen Staaten sehr unterschiedlich. In der BRD (es gibt dort 2 Lehrstühle für Ernährung) und in den Niederlanden (an einer landwirtschaftlichen Universität) hat man das Berufsbild des „Nutritionist“ geschaffen; in der Praxis scheinen die Berufschancen solcher Absolventen nicht besonders gut zu sein. Es wird die Meinung vertreten, daß das Fachgebiet „Ernährung des Menschen“ für den Mediziner und Lebensmittelchemiker während der Ausbildung gelehrt werden sollte; die beste Realisierungschance wird durch die Einrichtung von Lehrstühlen an der Universität gesehen. Solche existieren bisher außer den bereits genannten in Schweden (4), in Finnland (4), in Norwegen (1), in Großbritannien (4) und in Italien (3); in Italien ist an der Universität Perugia ein Lehrstuhl für Ernährung und Lebensmittelwissenschaft eingerichtet worden. Auch die postgraduale Ausbildung hält man für sehr notwendig. In Großbritannien (Cambridge) hat man gute Erfolge; in der BRD ist seit 1970 in der Approbationsordnung für Mediziner das Prüfungsfach Ernährung obligatorisch.

Dr. habil. H. Schmandke
Zentralinstitut für Ernährung
Potsdam-Rehbrücke
der AdW der DDR

Jahrestagung der Gesellschaft für Ernährung in der DDR

Vom 28.—30. 8. 1973 fand in Leipzig die Jahrestagung der Gesellschaft für Ernährung in der DDR als nationale Vortragstagung unter dem Thema

„Energie- und Stoffumsatz der Hauptnährstoffe in Human- und Tierernährung"

statt.

Es wurden 3 Plenarvorträge mit den Themen

„Energetischer Umsatz der Hauptnährstoffe im menschlichen und tierischen Organismus" (Prof. Schiemann, Rostock)

„Eiweißstruktur und Eiweißwirkungen beim Menschen" (Prof. Hanson, Halle)

„Zur Erfassung und Beurteilung von Energie- und Stoffumsetzungsvorgängen in der Ernährungswirtschaft" (Prof. Strmiska, Bratislava, ČSSR)

gehalten.

Die Tagung wurde mit Vorträgen und Diskussionen in den 3 bestehenden Sektionen fortgeführt.

In der Sektion Tierernährung wurde über neue Ergebnisse zur Energie- und Stoffumsetzung der Hauptnährstoffe im tierischen Organismus berichtet, wobei im Vordergrund Untersuchungen zum Protein- und Lipidstoffwechsel bei Broilern, Schweinen und Wiederkäuern standen.

Die Sektion Ernährungswirtschaft befaßte sich mit Energie- und Stoffumsetzungsvorgängen in der Ernährungswirtschaft, insbesondere unter dem Aspekt des Verbrauchs und der Nutzung von Reserven durch moderne Produktionsverfahren.

Die Sektion Diätetik erörterte die Bedeutung des Eiweißes in der Krankenernährung; es wurde zum Proteinbedarf bei verschiedenen Krankheiten (Diabetes, Nierenerkrankungen, Stoffwechselkrankheiten und Streßsituationen (Reduktionskostformen, Schwangerschaft) Stellung genommen.

Die Mitgliederversammlung nahm den Rechenschaftsbericht für die Tätigkeit der Gesellschaft in den vergangenen 2 Jahren entgegen und wählte den neuen Vorstand. Dieser wählte Herrn Dr. habil. H. Schmandke erneut zum Vorsitzenden der Gesellschaft.

Ein ausführlicherer Bericht über die in dieser Publikation interessierenden Themen wird in Heft 2 erscheinen. Ferner ist beabsichtigt, eine Reihe von Vorträgen der Sektionen Ernährungswirtschaft und Diätetik abzudrucken.

Dr. J. Proll

Kurzberichte – Kurzinformationen

Der VEB Diätfeinkost Dresden und die Feinkostfabrik Erfurt werden künftig das Sortiment um kalorienreduzierte Mayonnaisesorten mit 50 bzw. 35% Fett bereichern. Die herkömmliche Mayonnaise enthält 83 bzw. 65% Fett.

Internationale Studien haben eindeutig ergeben, daß der überhöhte Anteil von tierischen Fetten in der Ernährung ein wesentlicher Risikofaktor für die Zunahme der Herz-Kreislauf-Erkrankungen ist. Es ist deshalb zu raten, sich abwechslungsreich zu ernähren, Fett und Zucker nach Möglichkeit zu reduzieren und in die tägliche Kost einen angemessenen Anteil von Milchprodukten, Vollkornerzeugnissen, Obst, Gemüse und — anstelle tierischer Fette — Margarine und Speiseöle einzubeziehen. Im übrigen kann und soll jeder essen, was ihm schmeckt, aber so, daß er dabei schlank bleibt.

Alkoholfreie Erfrischungsgetränke, wie Fruchtsaftlimonaden oder „Cola", bei denen der Zuckergehalt um etwa 1% vermindert ist, sind nicht nur kalorienärmer, sondern löschen auch besser den Durst.

In den vergangenen Jahren wurde in der DDR die Säuglingssterblichkeit kontinuierlich gesenkt. Sie betrug im ersten Halbjahr 1972 17,8 je 1000 Lebendgeborene; das ist eine der niedrigsten Ziffern in der Welt. Zu diesem Ergebnis hat gemeinsam mit vielen anderen Maßnahmen unserer Regierung auch die Ernährung der Säuglinge mit industriell hergestellten Fertiggerichten beigetragen. Alle Lebensmittelverkaufsstellen sollten diese Fertiggerichte im Angebot haben. Sie können nach Bestellung über das vollständige Sortiment verfügen.

Dringend erforderlich ist es, überall die Trinkmilchversorgung an den Schulen zu verbessern. Der gegenwärtige Stand ist unbefriedigend. Es gibt immer noch 1000 Schulen in unserer Republik, in denen zur Zeit keine Milch ausgegeben wird. Das sind genau 1000 Schulen zuviel, denn gerade die Versorgung mit Milch ist für eine gesunde Ernährung sehr bedeutsam.

Der VEB Großbäckerei Neubrandenburg produziert eine Quark-Sahne-Torte, deren Fettgehalt kaum 100 g beträgt, eine ähnliche Zitronentorte und die Wiener Rolle mit einer hochwertigen Konfitürenfüllung anstelle der bisher üblichen Fettcreme. Es ist sehr lobenswert, daß der Betrieb bemüht ist, das Angebot an kalorienreduzierten und preisgünstigen Erzeugnissen weiter zu verbessern. Welcher Betrieb macht mit?

Pelmeni (mit Fleisch gefüllte Klößchen) aus der Tüte wird das Moskauer Lebensmittelkombinat als erster sowjetischer Nahrungsmittelbetrieb liefern. Dieser Betrieb stellt etwa 200 verschiedene Nahrungsmittelkonzentrate her und ist einer der größten in der Sowjet-Union. 70000 Tonnen Erzeugnisse verlassen pro Jahr das Werk und werden auch in 18 Länder exportiert. In den nächsten Jahren soll die Konzentratproduktion um das Dreifache gesteigert werden. Zwischen dem Moskauer Lebensmittelkombinat und dem DDR-Betrieb „Suppina" gibt es freundschaftliche Bindungen und einen regelmäßigen Erfahrungsaustausch.

Der Pro-Kopf-Verbrauch an Fleisch und Fleischerzeugnissen ist in der DDR von 1955 bis 1972 kontinuierlich angestiegen und hat 1972 70,8 kg erreicht. Die jährliche Steigerungsrate betrug im Durchschnitt 1,5 kg.
Bei Eiern (244 Stück), Gemüse (91,2 kg), Zucker (35,2 kg) und Bier (106,5 l) wurde 1972 ebenfalls der höchste Pro-Kopf-Verbrauch der letzten 20 Jahre erreicht.

Das Statistische Jahrbuch der Vereinten Nationen weist aus, daß sich die Weltbevölkerung von 1963 bis 1971 von 3,16 auf 3,71 Milliarden erhöht hat. Das sind reichlich 17%. Demgegenüber steht eine Steigerung an landwirtschaftlichen Produkten von 24% und eine Steigerung an industriellen Waren von 66%. Die höchsten Wachstumsraten erreichten die RGW-Länder mit 38% (Landwirtschaft) und 91% (Industrie).

Fragen – Antworten – Diskussionen

Frage:
„Sind gespritzte Zitronenschalen verwendbar?“

Antwort: Auf dem Weltmarkt werden bisweilen Zitronen gehandelt, die zur Verhinderung von Verderb (Grünfäule) mit Diphenyl behandelt worden sind. Die Früchte sind in diesem Falle entweder äußerlich gespritzt oder aber in Papier eingewickelt worden, das mit Diphenyl imprägniert wurde. Diese Maßnahme sichert, daß Zitronen vor allem auch dann zur Verfügung gestellt werden können, wenn aus klimatischen Gründen ein Transport schwierig ist. Bei dieser Behandlung nimmt regelmäßig die Schale mehr oder weniger große Mengen dieses Konservierungsmittels auf. Das Fruchtfleisch bleibt praktisch frei davon. Diphenylhaltige Zitronen geben sich zumeist durch ihren etwas eigenartigen Geruch (dumpf-süßlich) zu erkennen. Von derartigen Zitronen soll man die Schale nicht ohne weiteres genießen. Sie ist unter Umständen geeignet, bei empfindlichen Personen allergische Reaktionen auszulösen bzw. zu fördern. Schwere Gesundheitsschädigungen sind allerdings durch diphenylbehandelte Schalen unwahrscheinlich. Im allgemeinen kann man die Schale der Zitrone verwenden, wenn sich der fremdartige Geruch verflüchtigt hat. Dieses geschieht zum Beispiel bei längerem Liegen. Sicherheitshalber sollte man die Zitronen zusätzlich abreiben und durch Belüftung – zum Beispiel mit einem Fön – die letzten Reste des Wirkstoffes entfernen. Wenn dieses geschehen ist, dürften gegen die Verwendung abgeriebener Zitronenschalen keine Bedenken mehr bestehen.

Prof. Dr. R. Engst

Frage:
„Können Gallensteine aufgelöst oder gar ausgetrieben werden?“

Antwort: Gallensteine lassen sich leider bisher weder diätetisch noch medikamentös auflösen. Gallensteinabtreibungskuren zum Beispiel in Form von Ölkuren haben exakter wissenschaftlicher Prüfung im Hinblick auf einen Erfolg nicht standgehalten. Diätetisch kommt eine fettarme Normalkost in Betracht, wobei ballaststoffhaltige Kohlenhydrate (grobe Gemüse- und Obstsorten) ebenso gemieden werden sollen wie fett- und gerüststoffreiche Einweiße. In der Zubereitung der Kost sind Kochen, Dünsten und Dämpfen als Garmachungsarten zu bevorzugen.

Prof. Dr. habil. K. Vetter

Frage:
„Enthalten die braunen Stellen bei Äpfeln krebserzeugende Stoffe?“

Antwort: Die braunen Stellen, die bei Äpfeln nach Druck oder Stoß auftreten, enthalten keinerlei krebserzeugende Stoffe. Sollten Äpfel andere, die Oberfläche verändernde Beschädigungen aufweisen (schwarze Stellen der Haut, Madenbefall usw.), so ist selbstverständlich ein Ausschälen zu empfehlen, doch ist auch in diesem Fall die Möglichkeit der Krebserregung durch Verzehr mit an Sicherheit grenzender Wahrscheinlichkeit ausgeschlossen.

Dr. W. Fritz

Frage:
„Verlieren Äpfel und Eier etwas von ihrem Vitamingehalt durch lange Lagerung?“

Antwort: Ja, sogar einen erheblichen, was den Apfel betrifft. Die Vitamin-C-Gehalte der Äpfel liegen im Durchschnitt zwischen 5 und 30 mg/100 g. Sie reduzieren sich je nach Länge der Lagerzeit um ca. 50%, wie verschiedene Untersuchungen ergaben. Bei der Aufbewahrung frischer Eier treten Änderungen in der chemischen, kolloidchemischen und physikalischen Zusammensetzung ein, die man als „Altern“ bezeichnet. Es verdunstet Wasser durch die Schale usw. Durch das Altern des Eies verändert sich beispielsweise der Geschmack, und ein altes Ei ist nicht mehr für alle Zwecke verwendbar. Eine merkbare Änderung des Nährwertes und Vitamingehaltes tritt bei diesem natürlichen Alterungsvorgang aber nicht ein.

Dr. habil. M. Zobel

Frage:
„Ein Bekannter erzählte kürzlich, daß besonders Obstwein viel Methylalkohol enthalten soll. In welchem Maße tritt Methylalkohol in den käuflichen Weinen (Trauben- und Obstweinen) und in Spirituosen auf?“

Antwort: Jeder Wein enthält in geringem Maße Methylalkohol; Obstwein unwesentlich mehr als der übliche Weiß- oder Rotwein (also der sogenannte Traubenwein). Unter „käuflichen Obst- und Traubenweinen“ meint der Fragesteller sicherlich die im Handel erhältlichen, produktionsmäßig und nicht privat bzw. selbst hergestellten Weine; auch bei ihnen verhält es sich so, wie eingangs bereits geschildert. Es besteht aber keinerlei Veranlassung, irgendwelche Bedenken hinsichtlich des Methylalkoholgehaltes anzumelden. Im Gegenteil: jegliche Art von „Angstmachen“ ist fehl am Platze und zurückzuweisen. Trauben- und Obstweine enthalten beispielsweise 1% (und weniger) Methylalkohol, wobei — und das soll noch besonders unterstrichen werden — dieser Methylalkoholgehalt nur 1% vom Gesamtalkoholgehalt ausmacht. Bei Spirituosen ist es analog.

Dr. H. Woggon

Bücher

Hans-Albrecht Ketz:
Vitamine

URANIA-Schriftenreihe: Wir und die Natur
Leipzig—Jena—Berlin: URANIA-Verlag 1972, 137 S., 36 Abb., 19 Tab. (broschiert), Preis: 4,— M

Heute gehört der Begriff der Vitamine zum Wortschatz fast eines jeden — vom Schulkind bis zum Erwachsenen. Obst- und Gemüsegeschäfte werben „Gesund durch Vitamine“, Diätverkaufsstellen preisen vitaminreiche Produkte als gesunde Kost an, und in den Apotheken werden Vitamintabletten gekauft. Doch wieviel Menschen wissen über die Vitamine schon genauer Bescheid und wer kennt die gesamte Palette, ihre biologischen Wirkungsweisen, die gesundheitlichen Effekte und den täglichen Bedarf? Hierüber sowie über weitere Fakten gibt die vorliegende Broschüre eine umfassende Auskunft. Sie wendet sich vorwiegend an den interessierten Laien, aber auch an Lehrer und Erzieher in allen pädagogischen Bereichen sowie an mittleres medizinisches Personal in der Ausbildung und im Beruf. Auch der Fachmann, die Diätassistentin, der Ernährungstechniker, die Küchenfacharbeiter, der Wirtschaftsleiter, die Fachkräfte in der Lebensmittelproduktion und im Lebensmittelhandel und nicht zuletzt der Arzt erfahren Interessantes und Neues.
Der Vitaminbegriff wird definiert, seine Entstehung erläutert und zu Hormonen und Enzymen abgegrenzt. Weiteres erfährt man über die Entdeckung der Vitamine, die Methoden hierzu, über das Zuwenig und Zuviel an Vitaminen, über die Probleme der Bedarfsbestimmung sowie über Antivitamine. Originell ist die Zusammenfassung der Vitamine zu Gruppen mit spezifischen physiologischen Funktionen im Körper. So werden die Vitamine A, D und C als Substanzen mit besonderen Aufbaufunktionen behandelt, B_1, B_2 und Niazin als Vitamine zur Steuerung des Zellstoffwechsels und B_6 und B_{12} als Vitamine für die Eiweißverwertung. Funktionelle Zusammenhänge, Stoffwechselmechanismen, Wirkungsketten und ökologische Betrachtungen stehen im Mittelpunkt; sie werden jedoch nicht wissenschaftlich abstrakt, sondern in enger Verknüpfung mit den Erscheinungen und Beobachtungen im täglichen Leben behandelt. Gerade diese Verkettung und ihre Interpretation macht die Darlegungen gleichwohl für den Laien als auch für den Fachmann lesenswert. Vereinfachte Schemata, symbolhafte Darstellungen und viele Tabellen sind in den Text eingestreut und bilden für den Leser wertvolle didaktische Hilfen. Wenngleich in Vereinfachungen und Generalisierungen nicht immer alle Aspekte voll ausgeleuchtet werden können, sind derartige Darlegungen für den Lernenden besonders instruktiv. Für jedes Vitamin werden vitaminreiche Nahrungsmittel, der Gehalt pro 100 g und die benötigte Menge zur Deckung des Tagesbedarfs tabellarisch angegeben.
Das Buch endet mit einem Blick auf die „Speisenkarte der Zukunft“, die bei noch so raffinierten Zubereitungen und Kostzusammenstellungen wohl neue Quellen entdecken, aber die Bedeutung der Vitamine nicht umgehen kann.

M. Möhr

Hinweise auf Bücher

Aus der Reihe „Lehrmaterialien für Ausbildung und Weiterbildung von mittlerem medizinischem Personal“:

1. Träumer, H., J. Schicht und R. Viertel
Abhandlungen zur Methodik und Praxis der Diätberatung
(Bestell-Nr. 59) Preis 2,— M

Die Broschüre ist ein Versuch, methodisches Material zur Diätberatung zu veröffentlichen; sie soll dazu beitragen, die Diätassistenten zur Beratung zu befähigen und zu ermutigen.

2. Cobet, C. und J. Schicht
Erkrankungen der Leber und Gallenwege und ihre diätetische Behandlung
(Bestell-Nr. 83) Preis 2,– M
Die Broschüre enthält als Anhang eine Sammlung von Quarkrezepten für Suppen, Soßen, Klöße, Aufläufe, Puddings, Süßspeisen, Aufstriche und Gebäcke.

3. Liebe, S.
Die Ernährung des gesunden und des kranken Kindes
(Bestell-Nr. 86) Preis 2,– M
Es werden die verschiedensten Ernährungs- und Kostformen des Säuglings, aber auch die Ernährung des Kindes jenseits des Säuglingsalters dargelegt.

4. Vetter, K. und J. Schicht
Die Gicht und ihre diätetische Behandlung
(Bestell-Nr. 106) Preis 2,30 M
Im Zusammenhang mit den Hinweisen zur diätetischen Behandlung wird auf die Bedeutung der Kalorienmenge, der Purinzufuhr, der Eiweiße, Fette und Kohlenhydrate, der Würzstoffe und Getränke in der Diät eingegangen. Die Broschüre enthält Beispiele für Tagesbeköstigungen.

5. Müller, F., G. Döll und R. Tripke
Darmerkrankungen und ihre diätetische Behandlung
(Bestell-Nr. 135) Preis 1,20 M
Behandelt werden die Diät bei Enteritis, Typhus abdominalis, Ruhr, Kolitis, Gärungsdyspepsie, Fäulnisdyspepsie, Obstipation und Sprue.

6. Blaschke-Hellmessen, R.
Bakterielle Lebensmittelvergiftungen, ihre Ursachen und ihre Verhütung
(Bestell-Nr. 140) Preis 1,40 M

7. Hölzer, H., H. Hesse und H. Weibelzahl
Richtlinien für die Ernährung der 1- bis 3jährigen Kinder in Krippen und Heimen -- Beispiele für Kostpläne
(Bestell-Nr. 143) Preis 2,– M

8. Güth, W. und I.-H. Rosemann
Diät nach Magenresektionen
(Bestell-Nr. 156) Preis 1,20 M

9. Schicht, J.
Einführung in die Probleme der Ernährungshygiene
(Bestell-Nr. 175) Preis 1,– M
Die Autorin behandelt in einer kurzen Darstellung: Aufgaben der Ernährung – Bestandteile der Nahrung – Richtige Auswahl der Nahrungsmittel – Speisenplangestaltung – Einkauf, Aufbewahrung, Vorbereitung der Lebensmittel u. a. bis zum Anbieten der Speisen und Getränke.

10. Theile, H.
Angeborene, erbliche Stoffwechselstörungen
(Bestell-Nr. 178) Preis 2,– M
Aus der Vielzahl der bekannten Stoffwechselstörungen sind nur diejenigen beschrieben, die sich unmittelbar auf den Stoffwechsel eines der 3 Hauptnährstoffe (Eiweiß bzw. Aminosäuren, Kohlenhydrate, Fette) auswirken.

11. Hoffmann, E.
Anleitung für die Herstellung von Diätformen in Betriebsküchen
(Bestell-Nr. 181) Preis 3,– M
Einschätzung wichtiger Nahrungsmittel für Diätformen; zur Speisenplangestaltung (Wochenspeisenplan-Vorschläge für Betriebsküchen im Anhang); Zubereitung der Speisen.

Die Broschüren können bezogen werden über:
Buchhaus Leipzig,
Zentraler Versandbuchhandel,
Abt. Standards/Lehrbriefe
701 Leipzig, Postschließfach 140

Ernährung und sozialistische Gesellschaft

Haenel, H.

Ernährungsforschung **19** (1974) H. 1, S. 5

Kalorienumsatz und Körpergewicht

Bergner, H.

Ernährungsforschung **19** (1974) H. 1, S. 8

Tendenzen im Nahrungsmittelverbrauch

Schmidt, H.-E.

Ernährungsforschung **19** (1974) H. 1, S. 14

Beeinflussen Einkommen und Haushaltsgröße den Lebensmittelverbrauch und die Kalorienzufuhr?

Möhr, M. u. G. Pose

Ernährungsforschung **19** (1974) H. 1, S. 18

„Cama" — ein Bestandteil der täglichen maßvollen Ernährung

Paul, W.

Ernährungsforschung **19** (1974) H. 1, S. 24

FSC
www.fsc.org
MIX
Papier | Fördert gute Waldnutzung
FSC® C083411

Kolibri 360 GmbH
Ferdinand-Jühlke-Straße 7
99095 Erfurt, Deutschland
produktsicherheit@kolibri360.de